La biblia del cuidado de la piel

Prácticos
Vivir Mejor

Dra. Anjali Mahto

La biblia del cuidado de la piel

Una guía clara y sin complicaciones

Zenith/Planeta

Nota importante: este libro quiere ser un medio de divulgación de consejos para mejorar su salud; los datos que en él figuran son aproximados y se comunican de buena fe, pero no es un manual de medicina ni pretende sustituir cualquier tratamiento que le haya prescrito su médico. Si sospecha que tiene un problema de salud, consulte con su médico.

Título original: *The Skincare Bible*

Original English language edition first published by Penguin Books Ltd, London

Zenith, un sello editorial de Editorial Planeta, S. A.
Avda. Diagonal, 662-664, 08034 Barcelona (España)
www.zenitheditorial.com
www.planetadelibros.com

Adaptación de la cubierta: Booket / Área Editorial Grupo Planeta a partir de la idea original de © Nikki Dupin
Primera edición en Colección Booket: marzo de 2024

Depósito legal: B. 1.647-2024
ISBN: 978-84-08-28506-9
Impresión y encuadernación: Liberdúplex, S. L.
Printed in Spain - Impreso en España

Biografía

La doctora Anjali Mahto es dermatóloga y ha trabajado tanto en el Servicio Nacional de Salud del Reino Unido (NHS) como en clínicas privadas. Escribe con regularidad para el *Huffington Post* y ha aparecido en numerosas ocasiones en los medios de comunicación generalistas y en revistas femeninas, entre ellos *The Guardian*, *Good Housekeeping*, *Sky News*, *Get the Gloss* y *Refinery 29*. Es portavoz de la British Skin Foundation y ha sido asesora interna de Vichy UK and Ireland, que forma parte de L'Oréal.

@DrAnjaliMahto

@DrAnjaliMahto

Para mis padres, Baidya Nath y Kamla Mahto

SUMARIO

INTRODUCCIÓN

El mercado de la belleza en el Reino Unido está valorado en 19.000 millones de euros, una cifra que es muy probable que aumente en los próximos años y décadas debido a la cantidad cada vez mayor de dinero que estamos dispuestos a gastar en productos y a los cambios en nuestro estilo de vida. El deseo de tener una piel joven e impecable no es algo nuevo y está documentado desde la época del Antiguo Egipto, cuando se utilizaba popularmente el ungüento, un bálsamo calmante, para hidratar la piel, y el *kohl* para decorar los ojos.

En algunos aspectos, es sorprendente lo poco que han cambiado nuestros ideales de belleza a lo largo de los siglos. El ideal de una piel perfecta sigue estando en nuestro punto de mira hoy en día. Para bien o para mal, una piel sin imperfecciones sigue considerándose un indicador externo de buena salud y bienestar.

Los medios de comunicación nos bombardean desde muy jóvenes con los ideales de belleza de la sociedad. La representación de una perfección aparentemente inalcanzable sigue invadiendo los periódicos y las revistas ilustradas, acentuada por las imágenes y los comentarios tremendamente filtrados y editados que se publican en las redes sociales. ¿Quién no es culpable de deslizar el dedo por la pantalla en Instagram únicamente para verse bombardeada por una imagen tras otra de famosas perfectas con una piel también perfecta? Aunque deberíamos ser más sensatas, a menudo nos dejamos engañar fácilmente por lo que vemos y leemos; esas famosas también son personas y sufren las mismas afecciones de la piel que afligen a los simples mortales como nosotros y nosotras.

Una cosa que realmente me ha sorprendido con el paso de los años es cuánto ha cambiado mi actitud respecto a lo que leo sobre el cuidado de la piel. A principios de los noventa, cuando era una adolescente con un acné espantoso, leía ávidamente todas las revistas que llegaban a mis manos que me ofrecían una «cura». Que quede claro desde el principio: el vinagre de manzana, los exfoliantes de azúcar caseros, la pasta de dientes, los antisépticos y las mascarillas faciales no dieron resultado (¡y esto solo es la punta del iceberg!). Mi acné, por supuesto, mejoró después de acudir al dermatólogo —no gracias a ninguno de los centenares de productos para el cuidado de la piel en los que había malgastado mi dinero—. Cualquiera pensaría que había aprendido la lección..., pero no fue así. Volví a recurrir a las mismas revistas a la hora de tratarme las cicatrices del acné. Como no es de extrañar, el aceite de lavanda no resultó un tratamiento adecuado para las marcas de picahielo de mis mejillas.

Con los años, acabé mi formación en dermatología y empecé a interesarme por la belleza y el cuidado de la piel, que se sumó a la preocupación que ya tenía por los problemas médicos de la piel. Seguía leyendo el mismo tipo de revistas, pero ahora era capaz de evaluar con ojo crítico los tratamientos que promocionaban y los médicos o expertos que citaban. Me di cuenta de que las revistas de belleza están muy vinculadas a las agencias de comunicación. Las agencias de comunicación trabajan para los fabricantes de productos de belleza y del cuidado de la piel. Estos fabricantes, por su parte, pagan a las agencias de comunicación enormes sumas de dinero para promocionarse y promocionar sus productos. Así pues, muchas de las informaciones que leemos en las revistas están patrocinadas indirectamente y resulta difícil distinguir la publicidad de los consejos médicos sensatos.

En resumen, a menudo los «expertos» no son realmente tales.

Esto crea un verdadero campo de minas para cualquier persona que únicamente desee consejos objetivos y sensatos sobre el cuidado de la piel que estén avalados por la ciencia. ¿La última tendencia de belleza coreana es una moda pasajera o es un concepto verdaderamente útil? Combina las revistas ilustradas y las secciones de estilo de los periódicos y añade el hecho de que cualquiera puede escribir un blog sobre cualquier tema. Todo el mundo tiene una opinión sobre el cuidado de la piel y lo que cree que funciona. ¿Cómo podemos distinguir los tratamientos de eficacia probada del próximo producto superventas?

Este libro proporciona consejos de calidad sobre la piel y su cuidado. Está inspirado exactamente en el tipo de preguntas que personas como tú y como yo hacemos a diario en las consultas médicas. Los consejos aportan claridad frente a la multitud de mensajes contradictorios con los que nos bombardean desde todos los flancos. Deberíamos ser capaces de cuestionar lo que leemos y de rechazar la información que carece de una base científica sólida.

Pero, además, espero que este libro proporcione un salvavidas a aquellas personas que llevan años luchando con su piel o que simplemente no han tenido la confianza necesaria para buscar ayuda. Los problemas de la piel son una causa reconocida de baja autoestima, ansiedad, depresión y aislamiento social. Esto puede desencadenar un círculo vicioso en el que los problemas psicológicos que aparecen agravan todavía más el problema de la piel. Disponer de una fuente de información correcta y saber cuándo hay que buscar asesoramiento médico puede ayudar en parte a romper este círculo.

Tenemos que destruir el monolito de la información falsa acerca de este bonito y complejo órgano. Todos podemos conseguir una buena piel —no solo las pocas personas afortunadas que tienen buenos genes o disponen de mucho tiempo o dinero—. Un cuidado de calidad no tiene por qué ser complicado ni caro, y nunca es demasiado tarde para empezar una rutina del cuidado de la piel o para introducir nuevas opciones. Ha llegado el momento de hacer de tu piel tu prioridad.

CAPÍTULO 1

CURSO INTENSIVO SOBRE LA PIEL

Es imposible comprender el cuidado de la piel sin entender primero algunos conceptos sobre la piel y cómo funciona. En este capítulo, intentaré extraer lo básico de una ciencia bastante compleja para proporcionarte todo lo que necesitas saber.

La piel humana es un órgano biológico complejo que está a caballo entre la belleza, la salud y la enfermedad. Para bien o para mal, una buena piel, especialmente la de la cara, se considera desde hace mucho tiempo un indicador de atractivo. Está estrechamente relacionada no solo con la estética visual, sino también con la autoestima, la confianza en sí mismo y cómo nos vemos a nosotros mismos.

No obstante, la piel es más que una simple capa superficial. Nuestra piel desempeña una serie de funciones fisiológicas para el mantenimiento de la salud: proporciona una barrera física y bioquímica frente al mundo exterior, que simultáneamente nos protege de la luz ultravioleta (UV) del sol, evita la pérdida de agua e impide la entrada de sustancias químicas y microbios no deseados. Las células del sistema inmunitario están omnipresentes en la piel y previenen las infecciones. La temperatura corporal está regulada por los vasos sanguíneos de la piel. La piel es un órgano sensitivo vital y un lugar fundamental para la producción de vitamina D. Podemos llegar a obsesionarnos tanto con conseguir que nuestra piel tenga un buen aspecto que nos olvidamos de agradecerle todas las cosas buenas que hace por nosotros cada día.

LA ESTRUCTURA DE LA PIEL

Para comprender exactamente cómo actúan los productos de belleza, por qué se producen los problemas más frecuentes de la piel y qué le sucede con el envejecimiento, es importante tener una noción básica de la estructura normal de la piel y de sus elementos constitutivos.

La piel está compuesta de dos partes principales: la epidermis (superior) y la dermis (inferior). Ambas se encuentran encima de una capa de grasa y tejido conjuntivo que proporciona soporte a la piel.

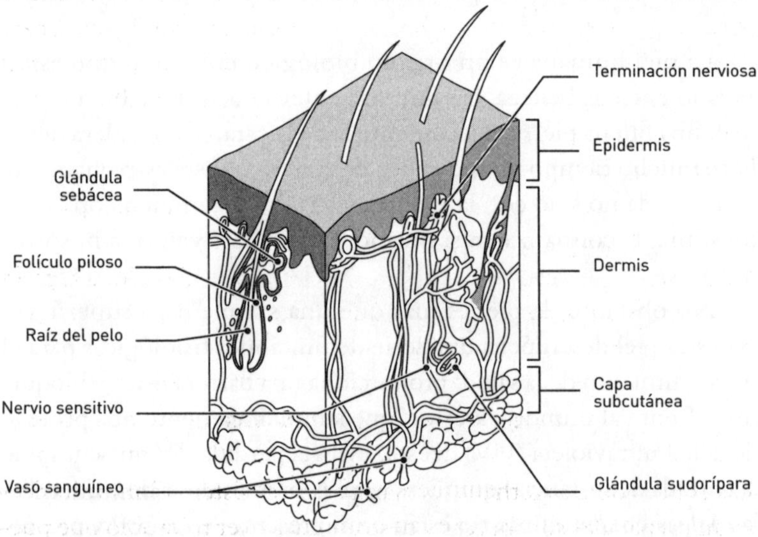

La capa más externa de la piel —la parte superior de la epidermis— se conoce como *capa córnea*. Está compuesta de células cutáneas muertas que son fundamentales para la función de barrera de la piel. Las células cutáneas se renuevan aproximadamente cada veintiocho días, en un proceso en el que las células de las capas superficiales se desprenden constantemente y son sustituidas por células de capas más profundas.

Epidermis

La epidermis es la parte más externa de la piel, la que está en contacto directo con el mundo exterior. Para hacer bien su trabajo como primera línea de defensa, consta de cuatro tipos principales de células, cada uno de los cuales desempeña un papel importante.

a) Queratinocitos

Los queratinocitos, las células principales de la epidermis, producen la proteína queratina, que proporciona a la piel protección física e impermeabilización. Quizá ya estés familiarizada con la queratina, dado que también es el principal componente del pelo y de las uñas, y está presente en algunos productos de cuidado personal.

b) Melanocitos

Estas células producen el pigmento melanina, que da color a la piel y nos protege de la luz ultravioleta del sol.

c) Células de Langerhans

Las células de Langerhans forman parte del sistema inmunitario y están preparadas para buscar y destruir cualquier microbio que pueda invadir la piel.

d) Células de Merkel

Estas células sensitivas se encuentran en la profundidad de la epidermis y nos proporcionan el sentido del tacto.

Dermis

La dermis se encuentra debajo de la epidermis. Con frecuencia se divide en dos capas: la dermis papilar superficial y la dermis reticular profunda. La dermis papilar es rica en terminaciones nerviosas, mientras que la dermis reticular proporciona soporte estructural y elasticidad a la piel y es rica en colágeno, elastina y ácido hialurónico. El sector de la belleza y el mercado del antienvejecimiento se han interesado mucho por estas moléculas, y dado que estos términos se mencionan con frecuencia cuando se habla o se escribe sobre el cuidado de la piel, decididamente se merecen una explicación más detallada.

a) Colágeno

El colágeno es una de las proteínas más abundantes del cuerpo. Forma un armazón que proporciona fuerza, rigidez y soporte a la piel. Como mínimo existen dieciséis tipos diferentes de colágeno en la piel, aunque del 80 % al 90 % del colágeno humano es de los tipos 1, 2 y 3. Un gramo de colágeno es más resistente que un gramo de acero.

b) Elastina

La elastina es otra proteína del tejido conjuntivo que está presente en la piel. Como su nombre indica, le aporta elasticidad; de hecho, a menudo sus propiedades se comparan con las de una goma elástica: permite que la piel recupere su forma original después de estirarla, pellizcarla o pincharla.

c) Ácido hialurónico

El ácido hialurónico pertenece a un grupo de compuestos denominados glucosaminoglucanos y también forma parte de la estructura de la piel. Esencialmente, es una molécula de azúcar muy grande que tiene la consistencia de un gel. El ácido hialurónico tiene la capacidad única de retener más de mil veces su peso en agua. Su propósito en la piel es mantenerla suave, voluminosa e hidratada. El ácido hialurónico es un componente habitual del cuidado de la piel debido a sus propiedades hidratantes; también puede inyectarse en la piel, o debajo de ella, en forma de rellenos dérmicos.

EL ENVEJECIMIENTO DE LA PIEL

El proceso exterior de envejecimiento se percibe en la piel antes que en cualquier otro órgano del cuerpo. Los cambios son visibles para nosotros y para las personas que nos rodean, y a diferencia de muchos otros problemas médicos, no podemos ocultar el hecho de que nos hacemos mayores. Actualmente, vivimos más años que nunca, y algunas personas pueden considerar los cambios naturales asociados con el envejecimiento de la piel algo no deseable o incluso poco saludable. El mercado del antienvejecimiento crece al mismo ritmo que este fenómeno, a menudo en respuesta precisamente a este tipo de preocupaciones (pero, a veces, también como causante de las mismas).

La ciencia que hay detrás del envejecimiento de la piel

A medida que la piel envejece, la cantidad y el tamaño de las células cutáneas disminuyen. La piel pierde eficacia como barrera protectora, la regulación de la temperatura es menos eficiente y la producción de sudor, sebo (aceite) y vitamina D disminuye. Con el paso del tiempo, la piel se vuelve cada vez más fina, debido a una reducción constante del colágeno, de la elastina y del ácido hialurónico (suele decirse que la producción de colágeno en la piel disminuye un 1 % cada año a partir de los veinte años de edad). Las células se renuevan más lentamente y la capacidad de cicatrización se deteriora relativamente.

Para el observador externo, estos cambios se hacen evidentes en forma de sequedad cutánea, líneas de expresión, surcos profundos y arrugas. La piel empieza a colgar a medida que pierde su soporte y aparecen cambios en su textura. Los vasos sanguíneos rotos, las arañas vasculares y la pigmentación irregular se vuelven más evidentes. Aterra pensar que algunos de estos cambios pueden aparecer entre los veinticinco y los treinta y cinco años de edad. Aparte de la estética, el envejecimiento también afecta a la respuesta inmunitaria, y algunos tipos de cáncer de piel son más frecuentes con la edad.

¿QUÉ PROVOCA EL ENVEJECIMIENTO DE LA PIEL?

El envejecimiento de la piel se produce por varias razones. Podemos controlar algunas (factores extrínsecos), pero otras no (factores intrínsecos). Veámoslas con mayor detalle.

Envejecimiento intrínseco

El envejecimiento intrínseco o «cronológico» de la piel es inevitable y en la práctica, con nuestros conocimientos actuales, no puede prevenirse. Lo experimentamos todos y está determinado en gran medida por nuestros genes. Si tus padres envejecieron bien, es muy probable que tú también envejezcas bien. Hemos aprendido mucho acerca de los mecanismos del envejecimiento en los últimos años y se han propuesto varias posibles causas subyacentes, entre ellas están las siguientes.

a) Acortamiento telomérico

Nuestro ADN está empaquetado de manera compacta en unas estructuras filamentosas denominadas cromosomas. Los telómeros son regiones especializadas que se encuentran en los extremos de los cromosomas y se parecen mucho a las puntas de plástico de los extremos de los cordones de los zapatos. Los telómeros impiden que los extremos de los cromosomas se deshilachen o se enganchen unos con otros. Cada vez que una célula se divide, sus telómeros se acortan, y cuando son demasiado cortos, la célula ya no puede dividirse más. Por consiguiente, se vuelve inactiva o muere. Este proceso de acortamiento telomérico se ha relacionado con el envejecimiento de la piel, además de con ciertas enfermedades humanas. Aunque se está llevando a cabo mucha investigación en este campo, todavía no comprendemos el funcionamiento de los telómeros lo suficientemente bien como para desarrollar una cura segura para el acortamiento telomérico.

b) Daño mitocondrial

Las mitocondrias son las diminutas «centrales de energía» presentes en el interior de las células humanas, que convierten el oxígeno y los nutrientes en la energía química que las alimenta. La producción de energía genera radicales libres, unas moléculas nocivas que tienen la capacidad de dañar la célula con el paso del tiempo si se acumulan. Por lo tanto, los procesos mediante los cuales las mitocondrias generan energía también pueden dañar las células y volverlas «caducas».

c) Alteraciones hormonales

Se cree que las alteraciones hormonales, especialmente en la mujer, también contribuyen al envejecimiento intrínseco de la piel. Las mujeres somos más vulnerables que los hombres al envejecimiento inducido por las hormonas, debido a los patrones hormonales más complejos que se dan no solo a lo largo de nuestros ciclos menstruales, sino también durante toda nuestra vida en general. Tras la menopausia, los niveles de la hormona estrógeno disminuyen. Esto se ha relacionado con la pérdida de elasticidad de la piel, la reducción de la hidratación y la reducción de la capacidad de retención de agua. Las alteraciones de la piel son muy significativas tras la menopausia.

Envejecimiento extrínseco

Los factores extrínsecos son los que podemos controlar o modificar. El envejecimiento extrínseco tiene lugar en el contexto del envejecimiento intrínseco. Aunque me encanta disfrutar del calor del verano, los rayos UVA y UVB de la luz solar son los principales responsables del proceso de envejecimiento extrínseco de la piel. La luz solar también contiene otras longitudes de onda, entre ellas la luz infrarroja A y la luz visible de alta energía, y los datos recientes demuestran que estas también pueden desempeñar un papel menor. Así pues, si quieres conservar un aspecto juvenil atractivo, es indispensable que te protejas del sol.

Pongamos todo esto en perspectiva. Se cree que los efectos de la luz solar son responsables de la friolera del 80 al 90 % de los signos visibles asociados al envejecimiento. Entre ellos se incluyen las arrugas, la pigmentación, las manchas del sol y la reducción de la elasticidad de la piel. Compara la piel de tus nalgas o de la cara interna de tus antebrazos con la piel de tu cara o de tus manos. Estas últimas están sometidas a la exposición crónica al sol y tienen una probabilidad mucho mayor que las otras dos zonas de presentar, con la edad, rasgos como arrugas o pigmentación. La investigación científica realizada en series de gemelos idénticos confirma que el gemelo con mayor exposición al sol muestra mucho antes los rasgos del envejecimiento de la piel. Dado que son genéticamente idénticos, podemos estar seguros de que la diferencia se debe al factor ambiental: la exposición al sol.

Examinemos la luz ultravioleta un poco más detalladamente, ya que es la causa de muchos de los males del envejecimiento. Los rayos UVA son los rayos predominantes y la relación de rayos UVA frente a UVB es de veinte a uno como término medio. Esto puede parecerte sorprendente, pero la luz UVA tiene la capacidad de atravesar las nubes y el cristal de las ventanas, y dañar la piel. Es algo que se debe tener en cuenta si pasa mucho tiempo conduciendo o cerca de ventanas.

La proporción de rayos UVA que llegan a la superficie de la Tierra es relativamente constante durante todo el año, pero debido a factores ambientales, como la nubosidad, la proporción de rayos UVB que llegan a la superficie de la Tierra alcanza su nivel más alto en los meses de verano.

Los distintos tipos de luz ultravioleta interactúan con nuestra piel a diferentes profundidades. Los rayos UVB, que tienen una longitud de onda menor que los rayos UVA, principalmente atraviesan las capas superficiales de la piel o epidermis; los rayos UVB son los principales causantes del enrojecimiento y las quemaduras solares. Los rayos UVA tienen la capacidad de penetrar a mayor profundidad y afectan a las capas dérmicas profundas, pero no contribuyen de manera significativa al enrojecimiento y las quemaduras solares. Ya hace tiempo que se considera que los rayos UVA son los causantes del envejecimiento y el bronceado. Una manera fácil de recordar esto es asociar UV*A* a *ageing* («envejecimiento» en inglés) y UV*B* a *burning* («quemadura» en inglés). En última instancia, ambos dañan la piel y, por lo tanto, no es de extrañar que necesitemos protección contra ambos.

¿CÓMO PROVOCA LA LUZ ULTRAVIOLETA DEL SOL EL ENVEJECIMIENTO DE LA PIEL?

La luz ultravioleta provoca daño en la piel a través de distintos mecanismos moleculares. Todavía nos queda mucho por aprender en este campo, pero la investigación nos está proporcionando más respuestas y, por lo tanto, está determinando nuestras opciones para el cuidado de la piel.

Aproximadamente, el 50 % del daño de la luz ultravioleta se debe a que da lugar a la formación de radicales libres, que son nocivos para las células cutáneas. El daño restante se debe a que provoca lesiones celulares y alteraciones del ADN de manera directa. Se ha demostrado que la luz ultravioleta activa unas enzimas conocidas como metaloproteinasas de la matriz. Estas enzimas degradan el colágeno y dañan la estructura de soporte de la piel, lo que provoca flacidez o un aumento de la profundidad de las arrugas. Estas enzimas también tienen la capacidad de evitar la producción de nuevo colágeno. Como consecuencia de estos procesos, verás en el espejo flacidez, arrugas y piel fina y rígida —el tipo de rasgos que normalmente asociamos al envejecimiento—. La investigación también sugiere que la luz ultravioleta da lugar a la acumulación de una proteína conocida como progerina. Esto puede acortar la vida de las células cutáneas y reducir su capacidad para regenerarse, con lo cual la eficacia de la piel para protegernos disminuye.

Nada de esto augura buenas noticias para nuestra piel. Sin embargo, podemos limitar la cantidad de luz ultravioleta a la que se expone. Con frecuencia, prevenir el daño es más rentable que someterse a tratamientos para intentar revertir los signos visibles del envejecimiento. Si lo consideramos desde este punto de vista, ¿qué sentido tiene gastar miles de euros en procedimientos invasivos para corregir el daño en la piel, cuando podrían gastarse menos de veinte euros en un protector solar para prevenir el daño? Hoy en día, siempre que sea posible, la prioridad debe ser la atención preventiva.

Existen otros factores aparte del sol que contribuyen en menor medida al envejecimiento externo, entre ellos el tabaquismo, la alimentación y la contaminación. A veces, estos factores ambientales no relacionados con la genética se denominan conjuntamente *exposoma,* y se analizarán en el capítulo 6 de este libro, «Estilo de vida».

PIEL DE COLOR

La piel de color o piel étnica presenta algunas diferencias importantes. El pigmento melanina, que da color a nuestra piel, está presente en mayor cantidad en las personas de piel oscura. La melanina absorbe la luz ultravioleta y tiene la capacidad de bloquear el daño de los radicales libres. Por lo tanto, la piel más oscura está relativamente más protegida frente al daño solar y el envejecimiento. Varias investigaciones sugieren que la piel negra tiene un factor de protección solar (FPS) natural de 13,4, en comparación con la piel blanca, cuyo FPS es de aproximadamente 3,4.

La piel de color presenta problemas de pigmentación con mayor facilidad que las pieles blancas. Con frecuencia, las afecciones inflamatorias, como el acné, el eccema y la psoriasis dejan manchas oscuras que pueden persistir durante meses. Esto se conoce como hiperpigmentación posinflamatoria.

La aparición de arrugas, laxitud y flacidez cutánea es menos frecuente en la piel oscura que en una persona de la misma edad de piel blanca. Con todo, incluso las pieles oscuras son vulnerables al daño solar. Aunque no sea en la misma medida, la exposición prolongada y acumulada al sol también dará lugar a los signos que asociamos al envejecimiento de la piel, de manera que las personas de piel oscura también deben adoptar medidas preventivas.

CAPÍTULO 2

EL CUIDADO HABITUAL DE LA PIEL

En mis consultas, a menudo veo que existe confusión respecto a qué es una rutina habitual del cuidado de la piel. Buena parte de lo que aprendemos inicialmente nos es transmitido o simplemente es un comportamiento observado que imitamos de las mujeres mayores que hay en nuestras vidas. Cuando nos hacemos mayores, recogemos buena parte de los consejos a través de la cultura popular, las revistas y las amigas. Con frecuencia, los consejos pueden ser contradictorios y nos dejan más confundidas acerca de los principios básicos que cuando éramos más jóvenes.

Y esto no solo es un problema para las mujeres. Habitualmente, a los hombres se les enseña todavía menos acerca de la rutina básica del cuidado de la piel. Me he encontrado con muchos casos en la consulta en los que he tenido que explicar, paso a paso, cómo utilizar un limpiador o una crema hidratante para la cara a un chico adolescente. Ellos no tienen ninguna culpa, simplemente nadie les ha enseñado cómo hacerlo.

En general, las mujeres pueden dividirse en dos grupos en cuanto al cuidado de la piel. El primer grupo es culpable de mantener la misma rutina a lo largo de los años a pesar de los cambios estacionales o de sufrir cambios importantes en su vida. Son mujeres reacias a modificar su rutina y explorar nuevas maneras de lograr el mismo fin. El segundo grupo son las adictas al cuidado de la piel —les encantan las nuevas modas, productos y rutinas complejas de múltiples capas de nuestras hermanas coreanas—. Probablemente, lo mejor sea una estrategia intermedia, ya que lo único que queremos la mayoría de nosotras es un método eficaz que idealmente exija el menor tiempo posible para su aplicación.

Somos una generación con poco tiempo que busca resultados inmediatos.

LIMPIEZA

Una buena rutina de limpieza es fundamental para mantener la piel sana y prevenir enfermedades. Merece la pena adquirir buenos hábitos desde una edad temprana.

Una de las principales funciones de la piel consiste en actuar como barrera frente al mundo exterior. Esta función puede verse fácilmente alterada o dañada por sustancias químicas nocivas, como los contaminantes ambientales, el daño solar acumulado o incluso productos que se aplican deliberadamente sobre la piel por sus efectos antienvejecimiento, como los retinoides. El uso de un limpiador no solo eliminará toda la suciedad con la que entramos en contacto mientras realizamos nuestras actividades cotidianas, de casa al trabajo al gimnasio y al bar. También elimina los microorganismos con los que compartimos nuestro mundo y puede mejorar la función de barrera de la piel. Esto permitirá que el brillo natural de tu piel tenga la posibilidad de resplandecer de verdad.

La limpieza —y el jabón en concreto— tiene una larga tradición en la historia de la humanidad. La limpieza aparece documentada en el papiro Ebers, escrito en el Antiguo Egipto en torno al año 1550 a. C. Los egipcios llevaban mucho maquillaje facial y utilizaban pastillas de jabón de grasa animal y perfume. Hoy en día, hay mucho donde elegir. Solemos tener más cuidado con la limpieza y el mantenimiento de la cara que del resto del cuerpo y, por consiguiente, la tecnología de la limpieza ha avanzado para ponerse a la altura. Existe una gran variedad de productos para la limpieza de la piel en el mercado. Los limpiadores faciales incluyen pastillas de jabón, limpiadores espumosos y no espumosos, leches limpiadoras, tónicos, exfoliantes, aguas micelares y aceites. La variedad es enorme y la elección dependerá mucho de tu tipo de piel, tus preferencias personales y tu presupuesto.

Existe el error muy extendido de pensar que los cosméticos caros funcionan mejor que sus equivalentes más baratos. La mayoría de las veces esto no es así y el dinero que pagamos de más se destina a financiar un envoltorio bonito y un *marketing* inteligente.

Pastillas de jabón

Las pastillas de jabón pueden ser agresivas para la piel delicada de la cara y tienen la capacidad de afectar a la función normal de la piel. Pueden eliminar las grasas o los lípidos de la capa superficial, cosa que afecta a la barrera de la piel. Si la barrera se ve comprometida, la pérdida de agua a través de la piel se acelera, lo que conlleva sequedad. En la mayoría de los casos, lo mejor es evitar las pastillas de jabón para la limpieza facial. Las personas con piel grasa no tendrán ningún problema si las utilizan de vez en cuando, pero ¡probablemente no deberían acostumbrarse!

Limpiadores espumosos y no espumosos

Los limpiadores espumosos van bien para las pieles grasas o propensas a las imperfecciones. El producto se mezcla con agua y, al mojarse, forma espuma. Los limpiadores no espumosos son una opción más suave y no forman espuma al mezclarse con agua. Son eficaces para las pieles secas o sensibles. Su principal inconveniente es que pueden dejar residuos y, debido a esto, mucha gente cree que la piel no queda completamente limpia.

Leches limpiadoras y tónicos

Las leches limpiadoras y los tónicos se utilizan para limpiar la piel con un disco de algodón en vez de agua. Las leches limpiadoras disuelven el sebo y la suciedad, y son adecuadas para la piel seca. Pueden dejar agentes hidratantes en la piel que mejoran los síntomas de sequedad. Los tónicos gozan de gran popularidad desde hace años y a menudo se utilizan para limpiar la piel y reducir el tamaño visible de los poros. Suelen elaborarse a base de alcohol y pueden utilizarse en piel grasa o propensa al acné. Generalmente, se emplean después de la limpieza de la piel más que como un cosmético independiente. El contenido de alcohol a veces produce sequedad e irritación, de manera que deben utilizarse con prudencia.

Aguas micelares

Las aguas micelares ya llevan un tiempo en el circuito de la limpieza de la piel. Utilizan diminutas micelas (bolitas de moléculas de aceite limpiador) suspendidas en agua para extraer las impurezas de la piel. Pueden ser útiles para todos los tipos de piel, pero mi opinión es que son especialmente interesantes como opción cuando no se dispone de agua. Utilizarlas como limpiador principal después de eliminar el maquillaje y el protector solar al final del día requiere mucho tiempo y gran cantidad de producto. No obstante, las aguas micelares pueden ser útiles para una segunda limpieza que elimine cualquier exceso de suciedad, una vez realizada la limpieza principal con otro cosmético.

Aceites faciales

Los aceites faciales han adquirido mucha notoriedad en los últimos años. Se promocionan como productos que van bien para todos los tipos de piel, incluida la piel grasa. La teoría dice que «las sustancias similares se disuelven entre sí» y que, por lo tanto, el aceite disolverá el sebo. He visto poca evidencia científica que avale la afirmación de que el aceite facial es bueno para las que tenemos propensión a los granos, y mi consejo es que evites estos productos a menos que tengas piel seca o muy seca. Los aceites en la piel pueden estimular la formación de espinillas, que dan lugar a granos.

Las cinco reglas de la limpieza de la piel

1. Límpiate la cara por la mañana y por la noche. La limpieza de la noche es especialmente importante para eliminar el maquillaje,

el protector solar y las partículas de contaminación con las que hemos entrado en contacto durante el día. Si no lo haces, pueden aparecer erupciones, imperfecciones y quizá incluso envejecimiento prematuro de la piel.

2. Las toallitas faciales están prohibidas, a menos que las utilices como último recurso en el gimnasio o fuera de casa. Esto se debe a que pueden provocar irritación cutánea y básicamente se limitan a arrastrar la suciedad, el maquillaje y los aceites por toda la superficie de la piel —no conseguirás una limpieza a fondo—.
3. Si utilizas agua, siempre debe estar tibia. No utilice agua muy caliente ni muy fría: el agua fría es menos eficaz para eliminar los aceites de la piel y el agua caliente puede provocar sequedad e irritación de la piel.
4. No apliques nunca un limpiador facial directamente sobre la piel seca. Puede producir sensibilidad.
5. Utiliza siempre una toalla para secarse la cara con suaves palmaditas. No frotes enérgicamente la piel al secarla, ya que esto puede irritarla innecesariamente.

Doble limpieza

El concepto de *doble limpieza* se ha extendido en los últimos años. Para las personas más cínicas, se trata de otra moda pasajera de belleza inventada para hacernos desembolsar un dinero que nos ha costado mucho ganar. La doble limpieza en el sentido tradicional implica el uso de dos limpiadores distintos. El primero es para eliminar el maquillaje y el protector solar, y el segundo es para limpiar más a fondo y asegurarse de que no queda ningún residuo. Muchas personas recomendarán un limpiador a base de aceite seguido de un limpiador espumoso.

En realidad, al igual que sucede con la mayoría de los casos, es difícil ser tan prescriptivo. Para muchas personas (por ejemplo, las que tienen acné o piel propensa a las imperfecciones), recomendaría evitar los aceites limpiadores; un agua micelar podría ser más apropiada. Para quienes tienen piel seca o sensible, la doble limpieza podría traducirse en una «limpieza excesiva» y en irritación. Es fundamental elegir los productos adecuados para nuestro tipo de piel, pero también hay que aplicar el sentido común. La doble limpieza puede ser útil por la noche para eliminar el maquillaje intenso, pero por lo demás puede ser innecesaria.

Muchas personas ya utilizan la doble limpieza sin darse cuenta. Si utilizas un desmaquillador seguido de un limpiador espumoso, eso es también un ejemplo de doble limpieza. En su forma más básica, significa simplemente que se está limpiando la piel dos veces.

La ventaja de la doble limpieza es que nos aseguramos de que no queda ningún resto de maquillaje, protector solar ni otros productos del cuidado de la piel aplicados durante el día. Además, prepara la piel para la aplicación posterior de cualquier otro tratamiento tópico.

SÉRUMS

Los sérums llevan ya varios años circulando por el mundo de la belleza y la dermatología. Son el siguiente paso en el cuidado de la piel y deben utilizarse tras la limpieza y antes de la hidratación.

¡Perdonada si no estás segura de qué son y qué hacen! Muchos productos de belleza occidentales provienen del cuidado de la piel coreano y sus asombrosos (pero largos) rituales de múltiples pasos. Los sérums, y más recientemente las esencias, son ahora omnipresentes en los grandes almacenes.

Los sérums faciales son soluciones similares a un gel, transparentes y concentradas para aplicar en la piel, que están compuestas de pequeñas moléculas, lo que significa que se absorben rápidamente y penetran profundamente en la piel. Esto contrasta con los productos hidratantes, que están compuestos de partículas más grandes y están diseñados para hidratar la superficie de la piel.

Los sérums suelen elaborarse a base de agua. No contienen ingredientes hidratantes oclusivos como la vaselina o el aceite mineral. Tienen una alta concentración de principios activos, como antioxidantes, vitaminas, péptidos y agentes aclaradores.

Los sérums pueden utilizarse para tratar múltiples defectos, entre ellos la sequedad, las líneas de expresión, las arrugas, las manchas oscuras, el tono irregular de la piel y el envejecimiento prematuro.

En términos generales, los sérums van bien a todos los tipos de piel. La elección del sérum depende mucho del problema que quiera solucionarse:

- Antienvejecimiento. Los sérums antioxidantes (por ejemplo, los que contienen vitamina C, ácido ferúlico o resveratrol) pueden ser especialmente útiles a diario si lo que interesa es combatir el envejecimiento.
- Piel seca. Van bien los sérums hidratantes con ácido hialurónico o vitamina E.
- Piel grasa. Este tipo de piel puede beneficiarse de la vitamina C y la nicotinamida.

ESENCIAS

Actualmente, las esencias también están muy extendidas en el mundo occidental. Provienen del Lejano Oriente, donde se utilizan desde hace décadas. Las esencias y los sérums se parecen mucho. Ambos contienen principios activos, pero las esencias suelen tener una consistencia más acuosa. ¿Debes utilizar ambos productos? Probablemente no. Casi todo se ha convertido en una cuestión de *marketing*. Utiliza únicamente un sérum y no tendrás problemas.

Los sérums y las esencias suelen ser relativamente caros debido a la cantidad de principios activos que contienen. Dado que son productos concentrados, debería bastar con unas gotitas o una dosis más pequeña que el tamaño de un guisante. Aplícate el sérum o la esencia con las yemas de los dedos y presiona para que penetre en la piel. Deja que se absorba completamente y espera como mínimo cinco minutos antes de pasar al siguiente paso: la hidratación.

HIDRATACIÓN

Los productos hidratantes son necesarios para mantener la elasticidad y la flexibilidad de las capas superficiales de la piel. La hidratación mantiene la piel sana y permite que actúe eficazmente como barrera. Casi nunca llevamos la cara tapada, con lo cual está constantemente expuesta a los elementos. Los productos hidratantes pueden mejorar la textura o la calidad de la piel, tratar la sequedad y proteger del sol. Hay numerosas evidencias científicas que avalan su uso. He oído algunos mensajes curiosos en los medios de comunicación que afirman que los productos hidratantes hacen que la piel se vuelva «perezosa» y menos capaz de hidratarse a sí misma, pero no puedo decir que existan datos sólidos que avalen esta afirmación.

Los ingredientes de los productos hidratantes se dividen en tres categorías principales: humectantes, oclusivos y emolientes. Saber qué hacen y qué ingredientes tenemos que buscar puede ayudarnos a escoger el producto adecuado.

Humectantes

Los humectantes son fundamentales para mantener la hidratación; actúan atrayendo y reteniendo químicamente el agua en la piel. Tienen la capacidad de darle volumen y de mejorar las líneas de expresión y las arrugas temporalmente. El ácido hialurónico es un agente que se utiliza con frecuencia en el cuidado de la piel y que actúa como un humectante —tiene la capacidad de retener mil veces su peso en agua—. La glicerina, el hexanodiol, el butilenglicol y el sorbitol también se incluyen entre los humectantes.

Uno de los problemas de los humectantes es que extraen agua de las capas más profundas de la piel para reponer el agua de la capa superficial (la capa córnea). Con el tiempo, incluso pueden provocar una mayor sequedad. Las formulaciones de los humectantes suelen ser ligeras y son opciones populares para los meses de verano, pero en invierno o en un clima muy seco, los productos hidratantes oclusivos pueden ser mejores para algunas personas. Aun así, la glicerina sigue siendo uno de los mejores ingredientes de un producto hidratante.

Oclusivos

Los agentes oclusivos crean una barrera sobre la piel e impiden la pérdida de agua de la superficie. Los productos oclusivos suelen contener uno o más de los siguientes ingredientes: dimeticona, escualeno, propilenglicol, lecitina, manteca de cacao, manteca de karité, lanolina, vaselina, parafina y cera de abeja. Van bien para la piel seca o muy seca, pero con frecuencia tienen un acabado graso y brillante, y estéticamente son menos aceptables. Los agentes más recientes pueden reducir este efecto, pero las personas con piel grasa o propensa al acné deberían evitar los productos hidratantes oclusivos.

Emolientes

Estos son el tercer grupo de agentes que suelen encontrarse habitualmente en los productos hidratantes. Los emolientes incluyen la dimeticona, el trisiloxano, las ceramidas, el ácido linoleico y el caprilil glicol, por mencionar algunos. Actúan reemplazando los lípidos de la piel y rellenando los espacios o las grietas que hay entre las células cutáneas.

En realidad, muchos productos hidratantes contienen una combinación de ingredientes humectantes, oclusivos y emolientes. Algunos ingredientes también desempeñan más de una función y pueden actuar de manera simultánea como emolientes y oclusivos (por ejemplo, la dimeticona). En general, si se tiene una piel propensa al acné, se debe optar por productos ricos en agentes humectantes, pero bajos en agentes oclusivos. En cambio, si se tiene la piel seca, será mejor un producto hidratante con un alto contenido de agentes emolientes y oclusivos.

CREMAS DE OJOS

La piel del contorno de los ojos es fina y delicada en comparación con el resto de la piel de la cara. La zona de los ojos es sumamente activa —¡parpadeamos como término medio más de veinte mil veces al día!—. La piel de esta zona es frágil y tenemos que cuidarla de manera apropiada. Mis pacientes —y también amigos, amigas y familiares— suelen hacerme preguntas sobre preocupaciones específicas de los ojos y sobre los productos apropiados para esta zona.

Muchos productos hidratantes faciales son adecuados para la zona de debajo de los ojos y no es necesario utilizar otro distinto, al contrario de lo que comúnmente se cree. En términos generales, si un producto es adecuado para la cara, debería poder utilizarse sin problemas en el contorno de los ojos. Si te fijas en las listas de ingredientes de cada uno, verás que realmente no existe ninguna diferencia entre los productos para los ojos y para el resto de la cara. La principal excepción es si tienes la piel grasa y utilizas un producto hidratante de día con regularidad para combatir la grasa. Los productos fabricados para pieles propensas a las imperfecciones pueden irritar y secar innecesariamente la zona de debajo de los ojos.

Ninguna cantidad de crema de ojos mejorará la hinchazón y la flacidez del contorno relacionadas con la edad, a pesar de lo que prometa el producto. La piel del contorno de los ojos es vulnerable al daño de la radiación solar y, aunque una crema de ojos hidratará, dará volumen y mejorará temporalmente las líneas de expresión, es fundamental utilizar protector solar en el contorno de los ojos si te preocupa su envejecimiento prematuro.

Debido a la naturaleza sensible de la piel de los párpados, hay que ir con cuidado al aplicar la crema de ojos. En particular, es importante no tirar de la piel ni estirarla. Utiliza una pequeña cantidad de crema del tamaño de un guisante para cada ojo y aplícala con suaves palmaditas o masajeando los párpados superiores e inferiores. No utilices más producto del necesario, ya que existe el riesgo de que le entre en los ojos y provoque irritación. Espera unos minutos antes de ponerte el maquillaje para asegurarte de que el producto se ha secado y ha sido completamente absorbido por la piel.

EXFOLIACIÓN

La exfoliación debería ser un componente habitual de tu rutina de cuidados. Produce una mejora inmediata del aspecto de la piel al eliminar la capa seca y opaca de células cutáneas superficiales. La exfoliación superficial no solo hará que la textura de la piel tenga un mejor aspecto, sino que también mejorará las manchas de envejecimiento y el tono irregular de la piel, además de permitir una mejor penetración del sérum o del producto hidratante. No obstante, solo obtendrás los beneficios a largo plazo si realizas la exfoliación con regularidad, ya que el tratamiento en sí tan solo afecta a la capa más superficial de células. Estas células se desprenden y se reemplazan constantemente.

La exfoliación puede ser mecánica o química. Los exfoliantes mecánicos incluyen las esponjas, los cepillos faciales, los *scrubs* y los dispositivos de limpieza electrónicos. Los dispositivos en particular son sumamente eficientes en las zonas de difícil acceso, como los lados de la nariz. Los *scrubs* que contienen azúcar, cristales, arena y otras partículas ásperas también pueden utilizarse de manera eficaz para abrir los poros, reducir las espinillas y eliminar la piel opaca muerta.

Los exfoliantes químicos utilizan sustancias químicas —habitualmente ácidos— para disolver las células cutáneas secas. No es tan terrible como parece: ¡la capa más superficial de células cutáneas ya está muerta y este proceso no debería ser doloroso! Una vez eliminadas las sustancias químicas exfoliantes, la piel ha de tener un aspecto más brillante y una textura tersa. Cuando te encuentres en la sección de productos para el cuidado de la piel, fíjate en las etiquetas con los ingredientes y busca los ácidos alfa hidróxidos (AHA, por sus siglas en inglés) y ácidos beta hidróxidos (BHA). Quizá reconozcas estos términos, ya que aparecen a menudo en la prensa popular de belleza, pero parece que existe cierta confusión en cuanto a qué son y qué hacen.

Los AAH son un grupo de ácidos naturales que están presentes con frecuencia en los alimentos, y los agentes que se utilizan comúnmente en el cuidado de la piel son el ácido glicólico (presente en la caña de azúcar), el ácido láctico (procedente de la leche) y el ácido málico (presente en la fruta, especialmente en la manzana), aunque existen otros. Actúan descomponiendo el «pegamento» que mantiene unidas las células cutáneas superficiales. El ácido glicólico también tiene beneficios adicionales y su uso continuado ayuda a combatir las líneas de expresión, las arrugas y la piel grasa. Para conseguir unos resultados óptimos, escoge productos que puedan dejarse en la piel durante toda la noche (por ejemplo, Pixi Glow Tonic o Peter Thomas Roth Glycolic Acid 10 % Toning Complex).

Los ABH son moléculas liposolubles que penetran en los poros en lugar de actuar a nivel superficial. El ABH más utilizado en el cuidado de la piel es el ácido salicílico procedente de la corteza de sauce. Tiene propiedades antiinflamatorias y antibacterianas, de manera que es una buena opción para las personas con piel grasa o propensa a las imperfecciones. No obstante, no debe utilizarse durante el embarazo o en caso de alergia conocida a la aspirina.

Tanto la exfoliación química como física pueden ser eficaces; el método elegido dependerá en gran medida del grado de sensibilidad de la piel al producto en cuestión. Algunos de los agentes químicos son irritantes en caso de padecer rosácea o tener la piel sensible. Por consiguiente, deben utilizarse con prudencia para ver cómo responde tu piel y, si los tolera, entonces aumentar la frecuencia de uso gradualmente a lo largo de un periodo de días o semanas.

La frecuencia de la exfoliación depende mucho del tipo de piel. Las personas con piel grasa pueden tolerar el uso de un agente exfoliante a diario, mientras que las personas con piel seca o sensible quizá solo puedan utilizarla una vez por semana o incluso menos. Si es necesario, experimenta con tu piel para averiguar qué puede tolerar sin provocar sequedad ni sensación de ardor o escozor.

Uno de los errores más comunes de las personas con acné o piel grasa es la exfoliación excesiva para tratar de abrir los poros y eliminar el sebo. Esto no es buena idea, ya que la exfoliación frecuente con agentes agresivos provocará irritación y podría agravar las erupciones cutáneas. La piel puede acabar dolorida, inflamada e irritada, pero el acné persistirá. Si te encuentras en esta situación, quizá debas acudir a un profesional médico para buscar ayuda para tu piel.

Los AAH y ABH son productos estrella del cuidado de la piel y su incorporación al régimen de cuidado de la piel beneficia a casi todas las personas. No obstante, al eliminar eficazmente las capas más superficiales de células cutáneas, pueden aumentar la sensibilidad de la piel al sol; así pues, es imprescindible utilizar protector solar.

MASCARILLAS

Las mascarillas me gustan tanto como a la que más, pero desgraciadamente existe muy poca evidencia científica que demuestre que el uso de mascarillas faciales tenga algún beneficio real para la salud de la piel a largo plazo. La mayoría de la información de la que disponemos acerca de su uso proviene del propio sector de la belleza, las recomendaciones de las famosas y la evidencia anecdótica.

Ahora bien, es probable que el simple hecho de dedicar un tiempo a mimarse y de invertir en el cuidado personal tenga efectos positivos sobre nuestros niveles de estrés y nuestra salud y bienestar general. En muchos casos, el estrés puede llevar a problemas de la piel, de manera que cualquier método para combatir el estrés puede ser bueno.

Puedes incorporar las mascarillas faciales en tu rutina del cuidado de la piel cuando te venga bien. En lugar de comprar el producto por el nombre o la marca comercial, insisto, la clave es fijarse en las listas de ingredientes para decidir cuál es el producto adecuado para ti. La piel grasa se beneficiará de las mascarillas que contienen arcilla, carbón, hamamelis, ácido salicílico, ácido glicólico, nicotinamida y aceite de árbol de té, por mencionar algunos. Generalmente, las mascarillas de hoja o con ácido hialurónico van bien para la piel seca o deshidratada que necesita un estímulo. Las mascarillas de hoja son fáciles de transportar y pueden ser magníficas después de un largo viaje en avión en el que la piel ha estado sometida a aire recirculado durante muchas horas. Las mascarillas iluminadoras con vitamina C pueden ser útiles para la piel apagada.

El uso habitual de mascarillas no te hará ningún daño, siempre y cuando escojas el producto adecuado —uno que no provoque enrojecimiento, irritación, descamación ni sensibilidad—. No obstante, es muy probable que los beneficios sean temporales y de corta duración. Pero para mimar la piel, ¡son muy recomendables!

PROTECTOR SOLAR

El protector solar es el único producto universal que todo dermatólogo que se precie estará de acuerdo en que tiene que formar parte de la rutina diaria del cuidado de la piel. Protege de la radiación solar, en particular de los rayos UVA y UVB. Existen otros tipos de radiación, entre ellos la luz infrarroja y la luz visible de alta energía, y algunos protectores solares también proporcionan protección adicional contra este tipo de radiación.

A menudo me preguntan si es necesario utilizar protector solar en invierno o cuando está nublado. La respuesta es siempre un sí total, rotundo y claro. El sol también emite radiación ultravioleta en invierno cuando los días son más cortos (aunque en menor medida) y hasta un 80 % de la luz ultravioleta atraviesa las nubes.

El protector solar tiene dos beneficios principales y ambos son muy importantes. En primer lugar, su uso reduce el riesgo de cáncer de piel. En segundo lugar, los rayos del sol son responsables aproximadamente del 80 al 90 % de los rasgos que asociamos al envejecimiento —líneas de expresión, arrugas, pérdida de elasticidad cutánea y pigmentación—. El protector solar es la mejor medida de protección embotellada contra el envejecimiento prematuro de la piel. No hay nada que se le parezca ni de lejos.

Al buscar un buen protector solar para la cara, elige uno que tenga como mínimo un factor de protección solar (FPS) contra los rayos UVA del 15-30 (debe indicarlo el etiquetado del producto). Un FPS 15 es perfecto para las personas de piel aceitunada u oscura, y un FPS 30, para la mayoría de las pieles blancas caucásicas. La piel muy clara y pálida podría beneficiarse de un aumento del FPS a 50. Muchos cosméticos, como los productos hidratantes y las bases de maquillaje, llevan FPS, y a menudo existe confusión acerca de si esto ya es suficiente o si, además, hay que utilizar un protector solar adicional. La verdad es que la mayoría de nosotras no utilizamos una cantidad suficiente de cosmético para alcanzar el mismo FPS que contiene un protector solar. Sin embargo, en primavera y verano merece la pena utilizar un protector solar aparte después de aplicarse el producto hidratante habitual.

En todo caso, no existe una solución única y hay que aplicar el sentido común. Por ejemplo, si utilizas productos exfoliantes con regularidad durante el invierno, como AAH y ABH, te convendría usar un protector solar habitual aparte. Asimismo, si practicas deporte o trabajas al aire libre y es probable que pases más de unos veinte minutos seguidos fuera, deberías utilizar protección solar diaria. Lo mismo es válido si vives en un clima soleado o cerca del ecuador: es muy recomendable utilizar protector solar normal a diario durante todo el año.

Mucha gente todavía no tiene claro qué significa exactamente el FPS y su valor numérico. El FPS tan solo es una medida de la capacidad de un protector solar para proteger contra la radiación UVB. La radiación UVB daña las capas externas de la piel, lo que contribuye a las quemaduras solares. El FPS es un multiplicador teórico del tiempo que una persona puede permanecer al sol sin quemarse. Por lo tanto, si tu piel sin protección empieza a enrojecer al cabo de diez minutos de estar expuesta al sol, en teoría un FPS 20 te permitirá permanecer al aire libre durante doscientos minutos (esto es, veinte veces el tiempo original). En realidad, esto no es necesariamente tan exacto, ya que el protector solar tan solo es uno de los elementos implicados en el cuidado de la piel, mucha gente se aplica una cantidad insuficiente de protector, y también influyen otros factores como la distancia respecto al ecuador, la altitud y la época del año.

Así pues, teniendo todo esto presente, el uso de un FPS 30 no proporcionará el doble de protección que el uso de un FPS 15. Asimismo, un FPS 20 no es el doble de bueno que un FPS 10. Un FPS 15 bloquea aproximadamente el 93 % de los rayos UVB, un FPS 30 bloquea el 97 % y un FPS 50 bloquea el 98 %. Por lo tanto, ya ves que realmente hay muy poca diferencia entre un FPS 30 y 50. No existe ningún FPS que proporcione protección total contra el sol.

El FPS no indica si un protector solar también ofrece protección contra los rayos UVA. Los rayos UVA penetran más profundamente en la piel que los rayos UVB y tradicionalmente se han asociado al envejecimiento de la piel. Los protectores solares que se comercializan en la Unión Europea incluyen una «clasificación por estrellas» para los rayos UVA o un «símbolo UVA» en la etiqueta. La mayoría de los protectores solares de hoy en día son de amplio espectro, lo que significa que proporcionan protección tanto frente a los rayos UVA como a los UVB. Los rayos UVA también atraviesan el cristal de las ventanas. Así pues, si trabajas cerca de una ventana o conduces durante largos periodos de tiempo, decididamente merece la pena que utilices protector solar durante todo el año.

La elección del protector solar correcto para tu piel depende en gran medida de tus preferencias personales. En otra sección se expondrán los distintos tipos de protectores solares, pero la clave es escoger una formulación que te satisfaga. Las personas con piel grasa deben optar por protectores solares con un acabado mate y una textura ligera de gel o fluida, mientras que las personas con piel seca pueden utilizar cremas y bálsamos de textura rica. A las personas con piel sensible puede que les vayan mejor los protectores solares con dióxido de titanio y óxido de zinc que los que contienen filtros químicos.

Con frecuencia, los protectores solares llevan una base hidratante; por ello, es posible que las personas con piel grasa no tengan que utilizar hidratante y protector solar a la vez —con el protector solar puede que sea suficiente—. El protector solar es el último producto que se aplica antes del maquillaje. Deberías utilizar aproximadamente media cucharadita de producto para la cara y el cuello. El producto tiene que dejarse secar de tres a cinco minutos antes de aplicar la base de maquillaje.

Los mejores consejos para el uso de protector solar

- El uso diario de protector solar ayuda a proteger del cáncer de piel y del envejecimiento prematuro de la piel.
- Escoge un protector solar de amplio espectro que ofrezca protección contra los rayos UVA y UVB.
- El protector solar debería tener un FPS 15-30 como mínimo.
- Las personas con piel grasa deberían optar por geles matificantes o texturas fluidas; las personas con piel seca se beneficiarán de cremas y bálsamos de textura rica.
- Siempre que sea posible, es mejor utilizar un protector solar aparte, en vez de optar por cosméticos que ya contienen FPS.

LA JERGA DEL CUIDADO DE LA PIEL

¿Cuántas veces has visto productos con la etiqueta «hipoalergénico», «dermatológicamente probado» o «clínicamente probado» por *x*, *y* o *z*, al recorrer la sección de productos para el cuidado de la piel? Existen muchos tecnicismos en el sector de la belleza y muy pocos sabemos realmente qué significan los términos complejos que aparecen en el embalaje de los productos. No cabe la menor duda de que la industria del cuidado de la piel se aprovecha de esto y, lamentablemente, buena parte de lo que vemos es *marketing* inteligente. Se utiliza para impresionar, desconcertar y confundir a partes iguales cuando compramos un cosmético. Así pues, analicemos algunos de los términos que aparecen habitualmente en el etiquetado y veamos qué significan realmente.

Hipoalergénico

Es la afirmación del fabricante de que ese producto causará menos alergias que otros. No obstante, no es un término legamente vinculante: no existe una norma mínima en la industria para demostrar que un producto causa menos reacciones alérgicas. Este término simplemente se utiliza para dar a entender al consumidor que el producto no provocará irritación.

Desafortunadamente, no hay garantías de que esto sea cierto y el término prácticamente carece de sentido. Los productos hipoalergénicos pueden contener fragancias —una causa frecuente de alergias e irritación—. Si crees que tienes alergia a uno de tus productos de cuidado personal, te aconsejo que vayas al dermatólogo para hacerte pruebas alergológicas.

No comedogénico

Significa literalmente que «no obstruye los poros» y figura a menudo en la etiqueta de los productos destinados a las personas con acné o piel grasa. Si un ingrediente es comedogénico, fomentará la obstrucción de los poros y la formación de espinillas.

Tradicionalmente, las pruebas de referencia para evaluar la comedogenicidad se llevaban a cabo en orejas de conejo. Los ingredientes químicos simplemente se aplicaban y los científicos observaban si aparecían comedones o espinillas. Aunque este método se utilizaba de manera habitual, muchos científicos y dermatólogos especializados en cosmética consideraban que era inexacto y engañoso, y posteriormente muchos dermatólogos influyentes desacreditaron su uso. Ahora, la Unión Europea ha prohibido las pruebas en animales y las pruebas de comedogenicidad suelen realizarse en seres humanos. Los ingredientes se aplican habitualmente en la espalda de voluntarios humanos y se cubren con un parche oclusivo durante varias semanas. Luego, se toman muestras de piel y se analizan para comprobar si hay espinillas.

El principal problema de los productos que llevan la etiqueta de «no comedogénico» es que, una vez más, no existen normas ni regulación en la industria. En términos generales, las personas propensas a las erupciones cutáneas obtendrán mejores resultados con un producto no comedogénico de textura ligera, PERO ten en cuenta que, a pesar de la etiqueta, el producto también puede obstruir los poros.

Clínicamente probado

Esta frase suele utilizarse en los productos del sector del antienvejecimiento para dar a entender que se han sometido a pruebas científicas rigurosas a fin de demostrar que funcionan. En realidad, es otra estrategia de *marketing* engañoso. Habitualmente, «clínicamente probado» significa simplemente que el producto se ha probado en un número reducido de personas que comunicaron sus conclusiones al cabo de un periodo de tiempo establecido. Casi nunca se trata de un ensayo clínico fiable con una metodología científica sólida, una muestra de tamaño adecuado o un análisis estadístico apropiado. Desafortunadamente, a menos que nos pongamos en contacto con el fabricante para pedirle los datos clínicos originales y luego los evaluemos científicamente con ojo crítico, es imposible estar seguros de que el producto funciona.

Dermatológicamente probado

Otra expresión que se utiliza deliberadamente para llevarnos a engaño. Da a entender que el producto cuenta con el aval de un dermatólogo o ha superado unas rigurosas pruebas de laboratorio realizadas por un especialista. Según las directrices de la Unión Europea, este término significa que un dermatólogo ha supervisado las pruebas realizadas en seres humanos. No obstante, no existe una prueba estándar para evaluar la seguridad o la eficacia de los cosméticos. Estas pruebas podrían limitarse a algo tan básico como que un dermatólogo u otro médico cualificado proporcionen el producto a un puñado de personas para probarlo y posteriormente comuniquen que no se ha notificado ningún caso de irritación.

Natural

El cuidado natural de la piel es otro auténtico campo de minas. Algunos han sugerido que *natural* debería significar que como mínimo el 5 % o más de los ingredientes se encuentran en la naturaleza. Existen varios organismos de certificación, que presentan algunas diferencias sutiles (por ejemplo, Ecocert, Natrue, Soil Association y, más recientemente, la norma Cosmos).

El principal problema es la ausencia de una definición estándar: *natural* puede significar diferentes cosas para diferentes personas. Para mí, podría significar procedente de las plantas; para ti, que no contiene ingredientes sintéticos —esto es, artificiales—; para otra persona, el cuidado natural de la piel es aquel que no incluye conservantes. Ya puedes imaginar los problemas que plantea un término tan subjetivo. Para complicar todavía más las cosas, puede que el ingrediente original sea *natural* (por ejemplo, que proceda de una flor o fruta), pero que el procesamiento químico transforme su forma original en algo muy distinto —¿sigue siendo *natural* en este caso?—. Son cosas en qué pensar la próxima vez que estés a punto de comprar un producto para el cuidado natural de la piel. El mayor error que percibo es que la gente cree que los productos naturales para el cuidado de la piel son en cierto modo más seguros que los que no llevan esta etiqueta. Los productos botánicos, las hierbas y los aceites esenciales también pueden provocar irritación y alergias, y ambas se documentan con frecuencia en las publicaciones científicas. Generalmente, la gente no quiere oír esto, pero *natural,* en el cuidado de la piel, realmente significa muy poco.

Orgánico

En términos generales, la etiqueta de producto orgánico en el cuidado de la piel designa un producto que contiene ingredientes cultivados sin el uso de sustancias químicas artificiales. Con frecuencia, la mayoría de estos tipos de productos certificados como orgánicos también contienen ingredientes no orgánicos. Dado que no existe una definición legal y que los distintos organismos de certificación aplican criterios diferentes para el etiquetado de los productos, no hay una norma para el sector de la belleza. Por ejemplo, en función de la organización, pueden estar permitidos algunos conservantes sintéticos, aceites hidrogenados y agentes espumosos.

La situación es algo mejor en Estados Unidos, donde el Departamento de Agricultura (USDA) proporciona las guías para el etiquetado en cosmética. Para que un producto pueda etiquetarse como *orgánico*, el 95 % de sus ingredientes tienen que estar certificados; los productos *de origen orgánico* solo tienen que contener un 70 % de ingredientes certificados.

Yo te aconsejaría que miraras la etiqueta y luego la lista de ingredientes. Estos aparecen en orden descendente según el porcentaje que representan en la composición del producto. Si los primeros tres o cinco ingredientes de la lista son sintéticos (en general, si tienen unos nombres químicos largos e impronunciables, puedes estar segura de que son sintéticos), quizá no sea una opción apropiada si lo que quieres es un cuidado de la piel *orgánico* auténtico. Pero una advertencia: los métodos de procesamiento, los aditivos y simplemente los propios ingredientes tienen la capacidad de provocar irritación y alergias cutáneas.

Existe la idea cada vez más generalizada de que los productos naturales y orgánicos son en cierto modo mejores para nosotras y más seguros para nuestra piel. No es cierto, es sencillamente producto del *marketing* y del alarmismo. El simple hecho de que un producto proceda de una planta no significa que sea seguro. La extremadamente tóxica belladona, también conocida como hierba mora, es prueba de ello.

Algunas personas están más interesadas en utilizar productos que contienen ingredientes sin pesticidas. No obstante, hay poca evidencia científica que demuestre que los pesticidas presentes en los productos del cuidado de la piel pueden atravesar la barrera cutánea. De hecho, es muy probable que los métodos de purificación y procesamiento utilizados durante su producción eliminen cualquier resto de pesticida que pueda quedar en los ingredientes brutos.

Los productos orgánicos y naturales para el cuidado de la piel son una opción. Algunas personas preferirán utilizar estos productos porque parecen una opción de estilo de vida más saludable, y no pasa nada. Pero ten presente que puede que no sean mejores para tu piel. La etiqueta de «producto orgánico» en sí puede no contener ese «halo» de salud que esperabas.

Sin perfume

Sin perfume o sin fragancia debería significar exactamente eso, pero no siempre es así. La única manera de estar totalmente seguros de que un producto realmente no contiene perfumes es comprobar la lista de ingredientes. Pueden provocar alergias en las personas propensas e irritación en las que tienen piel sensible. Con frecuencia, aparece como *perfume* o *fragancia* y suele ser una mezcla de muchos agentes. En la Unión Europea, existen veintiséis ingredientes con fragancia adicionales que por ley tienen que declararse aparte si su concentración supera el 0,001 % en los productos que no requieren aclarado (por ejemplo, hidratantes, protectores solares) y el 0,01 % para los productos que requieren aclarado (como los limpiadores faciales o los champús).

Si tu piel es sensible al perfume, o por algún otro motivo decides evitarlo, he aquí los veintiséis ingredientes adicionales que tienes que vigilar (en la mayoría de cosméticos los nombres de los compuestos químicos aparecen en inglés):

- Alpha-isomethyl ionone
- Amyl-cinnamal

- Amyl cinnamyl alcohol
- Anise alcohol
- Benzyl alcohol
- Benzyl benzoate
- Benzyl cinnamate
- Benzyl salicylate
- Butylphenyl methylpropional
- Canela
- Cinnamyl alcohol
- Citral
- Citronellol
- Cumarina
- Eugenol
- Extracto de Evernia furfuracea
- Extracto de Evernia prunastri
- Farnesol
- Geraniol
- Hexyl cinnamal
- Hydroxycitronellal
- Hydroxyisohexyl-3-cyclohexene-carboxaldehyde
- Isoeugenol
- Limoneno
- Linalool
- Methyl 2-octynoate

Asimismo, ten cuidado con los aceites esenciales presentes en los productos que no están sujetos a estas normas de la Unión Europea, ya que pueden contener los mismos componentes naturales que se emplean en las fragancias. Por ejemplo, es muy probable que un producto *natural* para el cuidado de la piel que contiene aceite de clavo presente isoeugenol (mencionado en la lista anterior). A pesar de ser un ingrediente *natural,* tiene la capacidad de provocar irritación o alergia. Tendrás que hacer los deberes si no quieres llevarte una sorpresa.

Sin sustancias químicas

Esta es una etiqueta que decididamente hay que ignorar. Estrictamente hablando, *todo* está elaborado a partir de sustancias químicas —ya sean naturales o artificiales—. Sencillamente es imposible que un producto no contenga ninguna sustancia química en absoluto. De hecho, es más importante saber si un producto y sus ingredientes son seguros o no. Por el hecho de ser *natural*, un ingrediente no tiene automáticamente más probabilidades de ser más seguro que uno sintético —esto es, artificial—. La clave es la cantidad, la dosis o la concentración de los ingredientes que se utilizan. La Unión Europea regula la cantidad o concentración máxima segura para el cuidado de la piel. La normativa —y la ciencia cosmética en la que se basa— es muy compleja, pero si te interesa (¡y tienes formación en química!) encontrarás más información en la sección de cosméticos del sitio web de la Comisión Europea.

Vegetariano o vegano

Organizaciones como Personas por el Trato Ético de los Animales (PETA) proporcionan una lista de ingredientes de origen animal que deben evitarse; la Vegetarian Society tiene varios productos aprobados. Con todo, puede resultar difícil saber a ciencia cierta si el proceso de fabricación utiliza o no agentes de origen animal que no aparecen en el cosmético final.

Sin conservantes

Hay pocos cosméticos que realmente no incluyan ni un solo conservante, pero ¿realmente queremos que no los contengan? Los conservantes son un componente importante del cuidado de la piel y se añaden a los productos de belleza para prolongar su periodo de conservación al evitar la proliferación de bacterias, levaduras y hongos. Sin duda, esto es bueno (y sería mucho peor no tener conservantes); es muy probable que embadurnarse la cara o el contorno de los ojos con productos contaminados por gérmenes provoque una infección.

Si un producto contiene agua *(aqua)*, es muy probable que también incluya un conservante, sin el cual el producto se estropearía en cuestión de días. Entre los conservantes habituales se incluyen los siguientes.

a) Conservantes o liberadores de formaldehído

¡No te asustes si ves que se utilizan ingredientes a base de formaldehído como conservantes! Hay una normativa de la Unión Europea que limita la cantidad de formaldehído en los productos para el cuidado de la piel, y las concentraciones que se utilizan en este contexto se consideran seguras.

Los conservantes elaborados a partir de formaldehído se utilizan comúnmente en los productos de cuidado personal, ya que son eficaces y relativamente baratos, y presentan actividad contra las bacterias y algunos virus. Los ingredientes que hay que buscar en esta categoría incluyen el quaternium-15, DMDM hydantoin, diazolidinyl urea, imidazolidinyl urea y 2-bromo-2-nitropropane-1,3-diol.

b) Methylisothiazolinone (MI) y methylchloroisothiazolinone (MCI)

La MI y la MCI son conservantes de «amplio espectro», lo que significa que poseen actividad contra una gran variedad de microbios. Estos agentes químicos fueron noticia hace unos años como causantes de alergias cutáneas en personas propensas. Desde entonces, la normativa europea ya no permite la presencia de estos agentes en los cosméticos que no requieren aclarado, como las cremas faciales y las toallitas húmedas. No obstante, todavía están permitidos en bajas concentraciones en los productos que requieren aclarado, como los geles de ducha y los champús, y pueden utilizarse de forma segura en este contexto.

c) Parabenos

Los parabenos se han utilizado como conservantes desde los años cincuenta. Los más comunes en los productos del cuidado de la piel son el metilparabeno, etilparabeno, propilparabeno y butilparabeno.

Los conservantes han sido tratados injustamente en la prensa especializada en el cuidado de la piel durante los últimos años, debido a preocupaciones relacionadas con su seguridad, las alergias y la sensibilidad. Los parabenos, en concreto, salieron en la prensa hace unos años debido a su leve efecto estrogénico. Se planteó que los parabenos de los desodorantes podrían contribuir a la aparición de cáncer de mama después de que se encontraran pequeñas cantidades en tejidos cancerígenos. Posteriormente, el estudio científico en cuestión fue refutado. No se confirmó una relación de causa y efecto; la mera presencia de parabenos no significa que contribuyeran a causar el cáncer. Una revisión independiente llevada a cabo por la Comisión Europea en 2005 reiteró esta conclusión. Existen guías estrictas acerca del tipo, la dosis y la concentración de parabenos que pueden utilizarse en el cuidado de la piel para garantizar el cumplimiento de una norma mínima de seguridad, y la evidencia científica demuestra que son seguros.

d) ¿Los conservantes *naturales* son mejores que los conservantes sintéticos?

A medida que aumenta la demanda de un cuidado *natural* de la piel, también se incrementa la demanda de conservantes *naturales*. Dado que los medios de comunicación populares han demonizado los conservantes sintéticos, muchos consumidores eligen productos que contengan otras alternativas. Un problema de los conservantes naturales es que a menudo no poseen la misma actividad antimicrobiana que sus equivalentes sintéticos. Existen menos opciones, y pueden ser necesarias concentraciones altas para que la formulación sea eficaz, lo que a su vez puede provocar sensibilidad cutánea con el tiempo. También puede haber variación entre los lotes de productos, según cómo se cultivó y recolectó la materia prima.

Personalmente, creo que es una decisión de cada uno; yo no dudo en utilizar conservantes sintéticos y no elegiría uno *natural* por defecto. No hay evidencia científica de que los conservantes naturales sean más seguros que los sintéticos. A riesgo de ser polémica, creo que el sector de la belleza natural se aprovecha del miedo de la gente a los ingredientes desconocidos, unido a la creciente tendencia del «bienestar». La ciencia de la cosmética debe basarse en la evidencia, no simplemente fomentar la idea de que dado que un ingrediente procede de la madre tierra es seguro.

Reflexiones finales sobre la jerga del cuidado de la piel

El mejor hábito que podemos adquirir a la hora de comprar productos para el cuidado de la piel es familiarizarnos más con sus ingredientes y su función. Esto es más importante que la etiqueta que ha creado para nosotras el equipo de marca y *marketing*. Espero que este capítulo te sirva de punto de partida para tener una mayor conciencia del significado de la letra pequeña de las etiquetas, ¡y también disipe parte del desconcierto que los términos imprecisos y los nombres químicos largos e incomprensibles pueden provocar! Te animo a que la próxima que vez que te encuentres en la sección de cosmética te preguntes si gastarte doscientos euros en un sérum simplemente porque está «dermatológicamente probado» realmente merece la pena, —¿o sus ingredientes se parecen mucho a los de otro producto que puede comprarse por una décima parte de ese precio? Puede que un artículo caro quede muy bien en el armario de tu cuarto de baño, pero ¿es realmente mejor para tu piel que la opción más barata? No necesariamente. Y si todavía tienes alguna duda, acude a un dermatólogo estético que pueda aconsejarte.

CAPÍTULO 3

REGÍMENES DE CUIDADO DE LA PIEL

La mayoría de las personas tienen un tipo de piel que pertenece a una de las siguientes categorías: grasa, seca, sensible o normal/mixta. El tipo de piel puede cambiar con el paso del tiempo y su cuidado también deberá cambiar en respuesta a esto.

PIEL GRASA

Con frecuencia, los tipos de piel grasa presentan poros visibles, piel brillante o gruesa, y predisposición a las espinillas y otras imperfecciones. Esto puede cambiar por la influencia del tiempo y las hormonas. Personalmente, me identifico totalmente con este tipo de piel, dado que he tenido piel grasa y tendencia a las erupciones cutáneas durante la mayor parte de mi vida adulta. Por lo tanto, si sufres de piel con textura irregular, brillos y poros gigantes, quiero que sepas que me solidarizo totalmente contigo.

Pero ¡no tengas miedo! He aquí un ejemplo de plan de cuidado para piel grasa.

Rutina matinal

- Limpieza
- Crema de ojos
- Sérum antioxidante (si preocupa el envejecimiento)
- Hidratante con FPS o protector solar
- Maquillaje

Rutina nocturna

- Doble limpieza
- Crema de ojos
- Tratamientos para los granos, si es necesario (por ejemplo, con un retinoide)
- No es necesaria crema de noche, a menos que la piel esté seca o tirante

Considerar la exfoliación una o dos veces por semana.

PIEL SECA

En el extremo opuesto del espectro, otro problema muy frecuente es la piel seca. Este tipo de piel conlleva sus propios sufrimientos, pero también existen maneras específicas de enfrentarse a ellos satisfactoriamente.

La piel seca tiene tendencia a presentar enrojecimiento, placas escamosas y sensación de tirantez. El tamaño de los poros es muy pequeño, pero hay líneas visibles y la piel puede presentar aspereza, picor o descamación, y sensación de irritación. Con frecuencia, es peor en los meses de invierno, ya que se agrava con el tiempo frío y ventoso. Este también es el periodo del año en que encendemos la calefacción, lo que elimina todavía más la humedad de la piel. Además, la piel puede volverse más seca con la edad, especialmente después de la menopausia.

Si tu piel es seca, tendrás que cuidarla con esmero. Evita las duchas largas de agua caliente que pueden eliminar todavía más la humedad de la piel. Utiliza jabones y limpiadores suaves y evita la exfoliación innecesaria, que solo dará lugar a una mayor irritación. Los *scrubs*, las manoplas y otros dispositivos de limpieza pueden empeorar la sequedad. Opta por productos hidratantes o pomadas de textura rica y utilízalos tan a menudo como sea necesario para mantener una piel suave y elástica.

He aquí un ejemplo de plan de cuidado para piel seca.

Rutina matinal

- Limpieza
- Crema de ojos
- Sérum antioxidante hidratante
- Hidratante
- Protector solar
- Maquillaje

Rutina nocturna

- Limpieza
- Crema de ojos
- Hidratante

La piel seca puede beneficiarse a corto plazo de las mascarillas hidratantes, pero la exfoliación debería llevarse a cabo con precaución una o dos veces al mes si se tolera.

PIEL SENSIBLE

Curiosamente, no existe una definición dermatológica establecida de piel sensible; depende de cómo refiere la persona las sensaciones de su piel. No hay duda de que es un tipo de piel reconocido, que se caracteriza por enrojecimiento, ardor, picor y sequedad faciales en grado variable.

Siempre merece la pena buscar los consejos de un dermatólogo en caso de enrojecimiento facial y sensibilidad cutánea, especialmente si el problema persiste. Existen muchas causas médicas posibles de sensibilidad cutánea (por ejemplo, la rosácea y el eccema), además de posibles alergias a los productos que estés utilizando. El dermatólogo podrá diagnosticar y tratar, o descartar, estos problemas. A pesar de esto, hay muchas personas con piel sensible que no tienen un trastorno de la piel subyacente evidente.

Es importante que las personas con piel sensible intenten identificar los desencadenantes y los eviten en la medida de lo posible. No obstante, puede resultar difícil controlar la sensibilidad cutánea, ya que a menudo es imprevisible. Deberían evitarse los jabones fuertes, los tónicos y los astringentes. Vigila el sulfato de sodio y laurilo, el sulfato de amonio y dodecilo, el ácido salicílico, los AAH y el alcohol. Los perfumes pueden ser una causa frecuente de irritación y el uso de aceites faciales para combatir la sequedad en este contexto podría empeorar las cosas. Opta por protectores solares con zinc o titanio (protectores solares a base de minerales) en lugar de protectores con filtros químicos, que también pueden provocar sensibilidad cutánea.

He aquí un ejemplo de plan de cuidado para piel sensible.

Rutina matinal

- Limpieza
- Crema de ojos
- Sérum hidratante si la sequedad supone un problema
- Hidratante
- Protector solar
- Maquillaje

Rutina matinal

- Limpieza
- Crema de ojos
- Hidratante, si es necesaria

Evita los productos exfoliantes, ya que pueden empeorar la sensibilidad cutánea.

PIEL NORMAL/MIXTA

La piel normal es la que, en general, presenta muy pocos problemas. No es ni demasiado grasa ni demasiado seca. No obstante, puede haber una zona en forma de T un poco más grasa, que abarca la frente, la nariz y el mentón.

He aquí un ejemplo de plan de cuidado para piel normal/mixta.

Rutina matinal

- Limpieza
- Crema de ojos
- Sérum antioxidante
- Hidratante con FPS o protector solar
- Maquillaje

Rutina nocturna

- Doble limpieza
- Crema de ojos
- Hidratante, si es necesaria

La exfoliación o la aplicación de mascarillas faciales una vez por semana también puede ser beneficiosa para este tipo de piel y no provocará problemas de irritación.

CAPÍTULO 4

HORMONAS

Los problemas de la piel pueden atribuirse con frecuencia a las alteraciones hormonales que tienen lugar a lo largo de la vida. Hay ciertos periodos, concretamente la pubertad, el embarazo y la menopausia, en los que esto es especialmente cierto. Las hormonas pueden causar estragos en la piel de manera bastante previsible durante estos periodos.

Las hormonas son mensajeros químicos que actúan sobre tejidos diana corporales. Con frecuencia, las alteraciones de la piel están relacionadas con las fluctuaciones de las hormonas sexuales —testosterona, estrógenos y, en menor medida, progesterona—. Estas hormonas se producen en los ovarios, los testículos y las glándulas suprarrenales. Las hormonas masculinas —en particular, la testosterona— a veces se conocen como andrógenos. Incluso las mujeres producen pequeñas cantidades de andrógenos.

PUBERTAD

La edad media de inicio de la pubertad es a los doce años en los niños y a los once en las niñas. El problema de la piel más frecuente en la pubertad es, con diferencia, el acné, que se expone en mayor detalle en el capítulo 5. Durante este periodo, los niveles de andrógenos empiezan a aumentar en los niños y las niñas. Los niveles de andrógenos elevados actúan sobre las glándulas sebáceas de la piel y hacen que estas se agranden y produzcan más sebo. Este es uno de los principales factores que contribuyen a la aparición del acné.

Se calcula que el 85 % de los adolescentes padecerán acné de mayor o menor gravedad en algún momento. Durante la adolescencia, el acné es más frecuente en los hombres que en las mujeres. Puede aparecer en cualquier zona con alta densidad de glándulas productoras de sebo; afecta habitualmente a la cara, la espalda y el pecho.

Habría que ofrecer apoyo a los adolescentes con acné, pues está reconocido que esta afección puede llevar a una alteración de la imagen corporal y a una baja autoestima. Con frecuencia, tanto la familia como los profesionales sanitarios pueden pasar esto por alto. Existen buenos medicamentos de venta libre y con receta para tratar esta afección, y el acné nunca debería considerarse un problema estético. A menudo, a los adolescentes se les dice «ya se te pasará», como si el acné fuera una fase insignificante o incluso un rito de paso peculiar. Si es grave o afecta al estado de ánimo, no debe ignorarse en absoluto y hay que buscar ayuda. Después de sufrir de los doce a los diecisiete años de edad, cuando por fin me sometí a un tratamiento que realmente funcionó, empezar la universidad con un buen cutis me cambió la vida. Ojalá hubiera recibido antes la ayuda que necesitaba y hubiera hablado más abiertamente de cómo me hacía sentir mi piel.

Además del acné, los niveles elevados de andrógenos también contribuyen a la aparición de otros problemas de la piel. Entre ellos se incluyen el aumento de la sudoración en las axilas, el crecimiento de vello en el pubis y las axilas, y el aumento y oscurecimiento de los lunares en el cuerpo.

EMBARAZO

El embarazo afecta a la piel debido a las alteraciones fisiológicas que tienen lugar en el cuerpo (por ejemplo, el aumento del flujo sanguíneo), además de las alteraciones hormonales. El aumento del flujo sanguíneo puede provocar enrojecimiento de las palmas de las manos (eritema palmar), dilatación de los vasos sanguíneos (arañas vasculares o telangiectasias) y varices. Las alteraciones hormonales pueden favorecer la aparición de acné, estrías, melasma, caída del cabello, sarpullidos y picor.

Acné

El acné en el embarazo es frecuente y afecta a casi el 50 % de las mujeres. Los niveles elevados de la hormona progesterona, habitualmente en el primer trimestre, son los culpables. Las mujeres con antecedentes de acné tienen más probabilidades de verse afectadas, pero a menudo la situación mejora a medida que el embarazo avanza.

El control del acné en este caso puede ser difícil, ya que la mayoría de los tratamientos habituales no pueden utilizarse durante el embarazo. Lo mejor es intentar controlar el acné antes del embarazo, pero del dicho al hecho hay un gran trecho. Las preparaciones de venta libre que contienen ácido glicólico pueden ser eficaces. Algunos agentes tópicos de venta con receta, como el ácido azelaico, y antibióticos orales, como la eritromicina, la cefalexina y la azitromicina, se consideran seguros y no acarrean ningún riesgo conocido para el bebé. Para el grano grande y aislado que aparece ocasionalmente, puede considerarse el uso de inyecciones de corticosteroides directamente en el grano. También es muy probable que la fototerapia sea segura. Estos tratamientos se exponen más a fondo en el capítulo 5.

El acné en el embarazo puede controlarse, pero si es problemático, habitualmente es necesario acudir al dermatólogo para guiar el tratamiento de manera segura y eficaz.

Estrías

Las temidas estrías *(striae gravidarum)* son otra alteración de la piel comúnmente asociada al embarazo que afecta a casi el 80 % de las mujeres en cierta medida. Las estrías suelen presentarse en el abdomen, los muslos y los pechos, y aparecen después del sexto mes de embarazo. Muy pocas mujeres (esto es, ¡las que tienen muy buenos genes!) se libran de ellas.

Las estrías aparecen no solo debido al estiramiento de la piel, sino también a causa de las alteraciones hormonales asociadas al embarazo. Las hormonas del embarazo provocan el relajamiento de los ligamentos de la pelvis para permitir el nacimiento del bebé, pero al mismo tiempo relajan las fibras cutáneas, lo que las hace más propensas a estirarse y desgarrarse. Estos dos factores se traducen en la aparición de estrías.

Cuando aparecen por primera vez, las estrías a menudo son de color rosa pálido, pero pueden volverse de color rojo o violeta intenso. Con el tiempo, el color pierde intensidad y las líneas se vuelven de color blanco plateado y se arrugan. Los factores de riesgo para la aparición de estrías que se citan con frecuencia incluyen una edad temprana en el momento del embarazo, antecedentes familiares de estrías y aumento de peso durante el embarazo. Estas asociaciones no se han reproducido sistemáticamente en estudios científicos.

Muchos productos se promocionan como antiestrías, y las mujeres pueden acabar gastándose una pequeña fortuna en el cuidado de la piel durante el embarazo. Lamentablemente, la evidencia científica deja entrever que los tratamientos tópicos no evitan la aparición de estrías y, de hecho, esta fue la conclusión de una amplia revisión realizada en 2012. Las cosas no han cambiado mucho desde entonces y faltan ensayos científicos amplios con datos sólidos. Tampoco está claro si lo que ayuda es simplemente la acción de masajear la piel (al aplicar el producto frotando), más que el producto en sí. Realmente, el mejor consejo es mantener la piel bien hidratada durante el embarazo, pero sin caer en la trampa de pensar que alguna crema mágica (y sin duda cara) evitará la formación de estrías.

Una vez que las estrías se han formado, pueden ser difíciles de tratar. Hay personas a las que les provocan mucha angustia y preocupación estética, algo que a menudo se ignora injustamente. Aunque es poco probable que los tratamientos las eliminen completamente, existen opciones que pueden mejorar en cierta medida su aspecto. Entre ellas se incluyen las cremas a base de retinoides, la micropunción, los dispositivos de radiofrecuencia y la laserterapia; todos ellos se exponen en mayor detalle en el capítulo 7, «Tratamientos antienvejecimiento». Merece la pena acudir a un dermatólogo estético experto con experiencia en estos tratamientos para escoger la mejor opción basándose en la gravedad de las estrías y el tipo de piel.

Melasma

El melasma, también conocido como cloasma o máscara del embarazo, son unas manchas en la piel que pueden aparecer por primera vez durante el embarazo. A menudo afecta a la frente, las mejillas y el labio superior. Las manchas en la zona del labio superior, en concreto, pueden provocar mucha ansiedad, ya que las mujeres que las padecen tienen la sensación de que parece que tengan bigote, un comentario que he oído con mucha frecuencia en la consulta. Se cree que las responsables del melasma son unas alteraciones hormonales que no se comprenden del todo, en concreto las fluctuaciones de los estrógenos y la melanotropina (MSH). El melasma provocado por el embarazo puede desaparecer después del parto, pero en ocasiones vuelve a aparecer en embarazos posteriores.

Los tratamientos para el melasma se exponen con detalle en el capítulo 5, «Problemas específicos de la piel». Durante el embarazo, es fundamental utilizar protector solar, ya que la luz del sol puede precipitar la aparición del melasma. La mayoría de los tratamientos recomendados deberían evitarse hasta el nacimiento del bebé.

Pigmentación

Se cree que las hormonas del embarazo, en concreto la melanotropina (MSH), intervienen en el oscurecimiento de la piel de la areola y el pezón. También puede aparecer la línea negra, a menudo conocida como línea del embarazo. Se trata de una línea vertical oscura en el centro del abdomen (desde el ombligo hasta el hueso del pubis) que suele hacerse visible después del quinto mes de embarazo. Desaparece gradualmente tras el embarazo.

Efluvio telógeno

El efluvio telógeno es la caída temporal del cabello y es muy frecuente. Afecta a casi el 40 % de las mujeres después del embarazo, habitualmente durante los tres meses posteriores al parto. En la consulta veo con frecuencia este problema, ya que la piel y el cabello están estrechamente relacionados, y el cabello entra dentro de mis competencias como dermatóloga. Dado que afecta a muchas mujeres, merece un apartado específico.

Durante el embarazo, los niveles elevados de estrógenos y progesterona mantienen el cabello en la fase de crecimiento (conocida como *anágeno*) y muchas mujeres notan que su cabello es más grueso durante este periodo. Tras el parto, los niveles hormonales se normalizan rápidamente y se cree que este *shock* hace que el cabello pase de la fase de crecimiento a la fase de caída (conocida como *telógeno*), lo que se traduce en una pérdida de cabello. La buena noticia es que, al igual que la mayoría de las alteraciones asociadas al embarazo, se trata de un problema temporal que desaparece al cabo de seis a doce meses.

Picor de la piel

El picor que se manifiesta sin sarpullido es sumamente frecuente durante el embarazo, debido al aumento de los niveles de estrógenos. Además, el estiramiento de la piel, en particular en la segunda mitad del embarazo, también puede provocarlo.

Las medidas generales para aliviar este picor incluyen baños y duchas de agua fresca. Evita los jabones y detergentes fuertes en la piel y utiliza limpiadores suaves sin perfume. Mantén la piel bien hidratada y humectada, y evita el calor excesivo.

Además, existe una afección poco frecuente denominada *prurito colestásico* que puede provocar un picor resistente al tratamiento y que se asociada a un aumento de los niveles de sales biliares y enzimas hepáticas. Si tienes un picor insoportable o que te impide dormir, merece la pena que lo comentes con el médico de cabecera o con el equipo de ginecología, ya que puede ser necesario un análisis de sangre para detectar esta afección.

Sarpullidos específicos del embarazo

a) Pápulas y placas pruriginosas y urticariformes del embarazo (PPPUE)

El nombre de este sarpullido es un trabalenguas, pero a veces se conoce con el término un poco más sencillo (pero ¡no mucho!) de *erupción polimórfica del embarazo*.

Las PPPUE suelen aparecer en el tercer trimestre y desaparecer unas semanas después del parto. Consisten en un sarpullido que parece una mezcla de urticaria y bultos o placas rojas en la piel, que a menudo empieza en el abdomen, sobre las estrías. Suele causar un picor extremo y la mayoría de las veces afecta al primer embarazo. Puede estar asociado a un aumento de peso rápido o extremo o a embarazos múltiples (por ejemplo, de gemelos).

No se sabe cuál es la causa exacta de esta afección, aunque existen varias hipótesis sobre su aparición. Su tratamiento exige lavados emolientes, antihistamínicos y cremas o pomadas con corticosteroides de venta con receta para reducir la inflamación. Esta afección es incómoda, pero no dañará al bebé.

b) Penfigoide gestacional

Es una afección rara que suele darse durante el embarazo y que puede estar agravada por la elevación de los niveles de estrógenos. Se trata de una enfermedad ampollosa «autoinmune», en la que el sistema inmunitario de la madre se dispara y empieza a producir anticuerpos que atacan a su propia piel. A mitad o finales del embarazo (entre las semanas 13 y 40), aparece un sarpullido ampolloso. Inicialmente, se presenta con picor, a menudo alrededor del ombligo, en forma de urticaria o bultos y placas rojas. Puede propagarse al tronco y a las extremidades. Al cabo de una o dos semanas, pueden aparecer ampollas tensas que contienen líquido transparente.

Ante la sospecha de penfigoide gestacional, es necesario acudir enseguida al dermatólogo en busca de consejo; para confirmar el diagnóstico, puede que haya que realizar una biopsia, un procedimiento quirúrgico que implica la extirpación de un pequeño trozo de piel que se envía al laboratorio para analizar. Con esta afección, existe un mayor riesgo de parto prematuro y de vez en cuando el recién nacido también puede presentar un sarpullido ampolloso, que desaparece al cabo de unas seis semanas. El penfigoide gestacional exige tratamiento con cremas o con comprimidos de corticosteroides, además de antihistamínicos. La mayoría de las mujeres observarán una mejoría de los síntomas al final del embarazo, pero muchas experimentan un brote del sarpullido en el momento del parto. Debe manejarse cuidadosamente con una buena comunicación entre el equipo de obstetricia y los dermatólogos para coordinar el tratamiento apropiado.

MENOPAUSIA

Los problemas de la piel tienen mucha importancia durante la menopausia. Actualmente, las mujeres viven más años y, aunque la esperanza de vida sigue aumentando, la edad media de inicio de la menopausia ha variado relativamente poco durante el último siglo. Esto significa que hay muchas más mujeres que padecen problemas cutáneos asociados a la menopausia durante un periodo mucho más largo de tiempo. Para el sector de la belleza, este mercado es enorme y seguirá creciendo a medida que el nivel de vida y las innovaciones médicas vayan mejorando.

Durante el periodo previo a la menopausia, o perimenopausia, las mujeres empiezan a notar cambios en su piel. Estos cambios aparecen aproximadamente a partir de los cuarenta y cinco años de edad, cuando los niveles de estrógenos comienzan a disminuir. En algunas mujeres, esto puede llevar a la aparición de acné. A medida que los niveles de estrógenos disminuyen, los niveles de andrógenos se vuelven proporcionalmente más predominantes, lo que puede estimular la actividad de las glándulas sebáceas. No obstante, otras mujeres pueden empezar a observar sequedad y placas rojas en la piel.

Una vez que las mujeres llegan a la menopausia, el cuerpo entra en un estado de insuficiencia relativa de estrógenos. La carencia de estrógenos es la causa más frecuente de problemas cutáneos después de la menopausia. Entre los problemas habituales se incluyen los siguientes.

Sequedad cutánea

El metabolismo de la piel disminuye. La función de barrera es menos eficaz, lo que se traduce en una pérdida de agua. Esto hace que la piel sea vulnerable a los elementos. Además, la producción de sebo y lípidos en la piel disminuye. La combinación de estos factores fomenta la sequedad, de manera que es clave utilizar un producto hidratante cremoso y de textura rica.

Arrugas

Después de la menopausia, el grosor de la piel de las mujeres disminuye en torno a un 1,13 % al año debido al descenso de los niveles de colágeno. Se cree que durante los cinco años siguientes a la menopausia el contenido de colágeno disminuye hasta en un 30 %. El colágeno es muy necesario para la estructura de soporte de la piel. Las hormonas y el daño solar acumulado actúan de manera sincronizada para favorecer la aparición de arrugas y flacidez. Estas alteraciones naturales asociadas al envejecimiento pueden contrarrestarse con cremas específicas, agentes inyectables y tratamientos con láser; dichas estrategias se exponen en detalle en el capítulo 7, «Tratamientos antienvejecimiento».

Mayor fragilidad

A medida que la piel se vuelve más fina con la edad, también pierde grasa y soporte de tejido conjuntivo alrededor de los vasos sanguíneos, lo que hace que sean más propensos a sufrir lesiones. Los estrógenos desempeñan un papel protector en la cicatrización, y la presencia de unos niveles reducidos tras la menopausia significa que la piel necesita más tiempo para cicatrizar después de un traumatismo.

Enrojecimiento y sensibilidad cutánea

Puede producirse un enrojecimiento de la piel debido a los sofocos asociados a la menopausia. También puede aparecer por primera vez una afección cutánea conocida como rosácea, que produce enrojecimiento y sensibilidad cutánea.

Vello facial

Con frecuencia, aparece vello facial de manera desordenada en el mentón y el labio superior. Esto también se debe a un cambio en la relación entre los estrógenos y los andrógenos en el torrente sanguíneo. El vello puede eliminarse con pinzas, depiladora eléctrica, hilo, cera o, si es oscuro, electrólisis o láser.

Los estrógenos son las hormonas que mantienen el aspecto juvenil del cabello y de la piel. La terapia hormonal sustitutiva (THS) puede ayudar a mantener la elasticidad, la humedad y el grosor de la piel. No obstante, no todas las mujeres son aptas para la THS o quieren seguirla. Esta decisión debe tomarse tras una conversación con el médico de familia.

Los fitoestrógenos han adquirido popularidad en los últimos años. Estos compuestos tienen una estructura química muy parecida a la de los estrógenos y ejercen sus efectos en el organismo mediante su unión a los receptores de estrógenos en las células. Los fitoestrógenos están presentes en los complementos alimenticios o en alimentos como la soja, el ñame, el tofu y la linaza. Algunas mujeres los consideran una opción más natural que la THS. No obstante, todavía faltan ensayos clínicos sólidos para comprobar si provocan un aumento significativo de la producción de colágeno o cuál es su perfil de seguridad a largo plazo. Actualmente, la mayoría de los datos se limitan a estudios realizados en el laboratorio o en animales.

Es importante cuidar correctamente la piel después de la menopausia. El uso de un producto a base de retinoides por la noche estimulará la producción de colágeno. Un sérum antioxidante limitará el posible daño a una piel ya frágil. Muchas mujeres tendrán que hidratarse con cremas de textura rica a diario debido a la sequedad que a menudo puede aparecer durante este periodo de la vida. Las estrategias antienvejecimiento se exponen en detalle en el capítulo 7, «Tratamientos antienvejecimiento».

Los mejores consejos para el cuidado de la piel posmenopáusica

- Escoge cremas limpiadoras para piel seca en lugar de limpiadores espumosos.
- Hidrata y humecta la piel con cremas de textura rica en lugar de geles, por la mañana y por la noche.
- Utiliza a diario un protector solar de amplio espectro con FPS 15-30.
- Practica ejercicio con regularidad para estimular el riego sanguíneo de la piel.
- Realiza exfoliaciones con regularidad para mantener un cutis brillante y ayudar a aclarar las manchas marrones.

CAPÍTULO 5

PROBLEMAS ESPECÍFICOS DE LA PIEL

ACNÉ

Este es un tema que me interesa especialmente y es la razón por la cual soy dermatóloga. El acné persistente y recalcitrante me ha atormentado durante más de dos décadas y sé perfectamente los problemas que puede ocasionar. Salidas nocturnas canceladas, uso excesivo de maquillaje y ansiedad por la posibilidad de acabar en una situación en la que alguien te vea sin maquillaje. Sencillamente te sientes fea y avergonzada. Incluso cuando el acné desaparece, sigues teniendo miedo de que algún día vuelva a aparecer. Y en mi caso, normalmente ha vuelto.

De adolescente, mis problemas de piel me causaron un sufrimiento enorme. Mi acné empezó aproximadamente a los doce años de edad. Lamentablemente, se presentó por la misma época en que mi padre murió de manera inesperada, lo que supuso un cambio en mis circunstancias personales. En muy pocas semanas, me encontré de repente con el duelo, una nueva escuela en un lugar desconocido para mí y el propósito de hacer amigos, todo ello con un acné espantoso. Yo era extremadamente tímida y fue difícil. No quería que la gente me mirara. Lo único que veía en el espejo eran mis granos. No veía la piel normal que había entre ellos. Me repugnaban y estaba segura de que cualquiera que me mirara sentiría lo mismo. Como es lógico, no hice muchos amigos.

Como adulta con acné, los granos me siguen provocando vergüenza y sentimientos de insuficiencia. También me enfurecen: ¡a estas alturas ya no debería tener granos! En las reuniones, te preguntas si los demás te toman en serio cuando en tu interior te sientes como una adolescente llena de granos. O, si tienes la piel muy mal, cancelas las reuniones por temor a que te miren o, todavía peor, a que te juzguen. Sé que no estoy sola. Estos son los mismos sentimientos que manifiestan mis pacientes a diario en la consulta. El acné puede tener unos efectos profundos sobre la autoestima y la seguridad en uno mismo.

La buena noticia es que el acné puede tratarse de varias maneras. Nadie debería sufrir. No obstante, es importante buscar consejo pronto para evitar las cicatrices psicológicas y físicas del acné, que pueden ser mucho más difíciles de tratar que el acné en sí.

¿Qué es el acné?

Acné y *granos* son lo mismo. Acné es simplemente el término que utilizan los médicos.

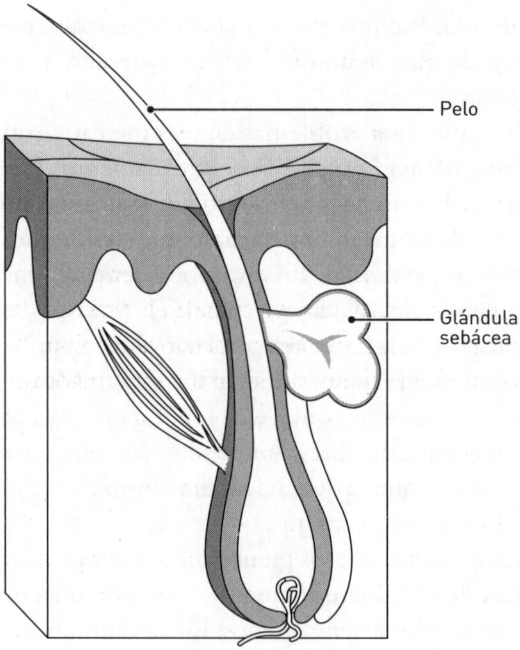

El acné se considera cada vez más una enfermedad crónica. Esto significa que, aunque puede controlarse, podría no tener cura a largo plazo: el tratamiento puede tener éxito, pero el acné puede volver a aparecer con el tiempo. Asimilar esto y darse cuenta de que existe la posibilidad de que vuelva a aparecer es el primer paso para aceptar esta afección.

El acné es un trastorno de la unidad pilosebácea de la piel, que está formada por un folículo piloso y su glándula sebácea. La obstrucción o la inflamación de las unidades pilosebáceas se traducirá en acné. La mayor concentración de glándulas sebáceas se da en la cara, la espalda y el pecho y, por lo tanto, estas son las zonas más frecuentes de aparición de acné.

¿Qué aspecto tiene el acné?

El acné puede manifestarse de distintas maneras. Puede no ser inflamatorio y empezar en forma de puntos negros (comedones abiertos) y puntos blancos (comedones cerrados). Son como unos bultitos que se forman debajo de la superficie de la piel debido a la obstrucción de los poros. Con el tiempo, el acné puede volverse más inflamatorio y pueden aparecer bultitos rojos (pápulas) o granos de pus. En los tipos de acné más graves, aparecen granos profundos, rojos y dolorosos a la palpación que se conocen como nódulos o quistes. Este tipo de acné —que a veces se denomina acné quístico— puede dar lugar a cicatrices y exige un tratamiento más agresivo. En la práctica, de hecho, es bastante frecuente que una persona presente varios tipos de acné (esto es, una combinación de comedones y granos inflamados).

¿Quién padece acné?

El acné es uno de los problemas más comunes de la piel y casi todo el mundo padecerá acné en mayor o menor medida en algún momento de su vida. Afecta al 80 % de las personas en algún momento entre los once y los treinta años de edad. Durante la adolescencia, el acné es más frecuente en los hombres que en las mujeres, pero esta situación se invierte en la edad adulta. También puede presentarse por primera vez después de los veinticinco años de edad, una situación que se cree que afecta hasta al 20 % de las mujeres y el 8 % de los hombres.

Así pues, aunque el acné puede hacer que te sientas muy aislada o aislado, recuerda que casi todo el mundo tendrá problemas de acné en algún momento de su vida. No te enfrentas a esta batalla en solitario, por lo tanto, ¡no dudes en buscar consejo o tratamiento médico si lo necesitas!

¿Cuál es la causa del acné?

El acné aparece como consecuencia de la compleja interacción entre varios factores:

a) Pubertad

Cuando llegamos a la pubertad, nuestro cuerpo empieza a producir unas hormonas masculinas conocidas como andrógenos (en concreto, la hormona testosterona). Las mujeres también producen andrógenos, aunque en menor cantidad que los hombres. Estos andrógenos actúan sobre las glándulas sebáceas y hacen que aumente su producción de sebo. Al mismo tiempo, las células que revisten el folículo piloso se vuelven «pegajosas» y empiezan a amontonarse en un proceso que se conoce como *hiperqueratinización folicular*. El resultado final es la obstrucción de los poros por células pegajosas y un exceso de sebo. Una bacteria denominada *Propionibacterium acnes (P. acnes),* que vive en la piel, puede colonizar estas zonas y estimular la inflamación y la aparición de granos más profundos.

b) Genética

Se cree que la genética desempeña un papel importante en la aparición del acné, principalmente debido a que el tamaño y la actividad de las glándulas sebáceas es algo que heredamos de nuestros padres. Es muy probable que muchas personas que padecen acné tengan parientes que también se hayan visto afectados durante su vida (aunque no siempre es así; ¡parece ser que yo soy la única desafortunada de la familia que tiene granos!). En cualquier caso, no te dejes asustar por los factores que no puedes controlar; siempre hay opciones de tratamiento eficaces disponibles.

c) Otras causas

Hay otras causas menos frecuentes de acné, entre ellas:

- Cosméticos
- Productos para el cabello, como ceras o geles, que contienen ingredientes como lanolina, cera de abeja y vaselina
- Medicamentos (por ejemplo, corticosteroides, litio y yoduros)
- Enfermedades que pueden provocar fluctuaciones hormonales (por ejemplo, el síndrome del ovario poliquístico, en el que los niveles de andrógenos son más altos de lo habitual)
- Oclusión provocada por el uso de diademas, hombreras y mochilas

¿Los mapas faciales del acné funcionan?

La elaboración de mapas faciales del acné es una práctica antigua procedente de la medicina tradicional china. Los partidarios de esta práctica dicen que la ubicación del acné facial da pistas acerca de sus causas. Por ejemplo, una de estas interpretaciones es que los granos de la frente son el resultado de dietas ricas en alimentos procesados. Quisiera hacer hincapié en que no existe ninguna evidencia científica que avale los mapas faciales y recomiendo encarecidamente evitar a toda costa a cualquier persona que ofrezca este tipo de consejos. Se aprovechan de las personas que tienen problemas con su piel. No caigas en las redes de quienes te prometerán el oro y el moro y se llevarán tu dinero, pero no te proporcionarán resultados. Si quieres mejorar su acné, busca el asesoramiento y tratamiento de un profesional médico debidamente cualificado, y sigue los consejos de este capítulo para encontrar la ayuda que necesitas.

¿Es posible que el acné en determinadas zonas de la cara tenga una causa subyacente específica?

Sí, es posible. A continuación encontrarás más información.

a) Granos en la frente

Algunos productos para el cabello, como los aceites y las ceras, pueden causar acné en la frente, especialmente espinillas. De hecho, estos productos obstruyen los poros, lo que se traduce en lo que en inglés se conoce como *pomade acne*.

El acné de la frente también puede aparecer con el flequillo. El cabello roza la piel, lo que provoca irritación y puede contribuir a la aparición de erupciones cutáneas *(acné mecánico)*. Lo mismo sucede con el uso habitual de sombreros, gorras y cascos. El cabello graso puede empeorar todavía más el problema. La mejor manera de solucionar esto es evitar llevar flequillo. No obstante, si no puedes desprenderte de tu flequillo por nada del mundo, quizá podrías intentar limitar el tiempo en que está en contacto con la frente. También podrías introducir algunos cambios sencillos, como ponerte una diadema en el gimnasio o un gorro de ducha durante los tratamientos de acondicionamiento profundo del cabello.

b) Parte inferior de la mejilla y línea de la mandíbula

Este tipo de acné puede estar relacionado con el uso del teléfono móvil, especialmente cuando el acné es mucho peor en un lado de la cara. Las pantallas táctiles tienen una gran cantidad de bacterias en su superficie. Al colocar el móvil contra la mejilla, creamos una presión que puede activar las glándulas sebáceas. Esto, unido al calor generado por el teléfono y a las bacterias presentes en su superficie, puede llevar a la aparición de acné. Acostúmbrate a limpiar el teléfono móvil con regularidad y siempre que sea posible utiliza el sistema de manos libres.

En el hombre, el afeitado y los pelos encarnados a menudo pueden provocar acné o foliculitis (inflamación de los folículos pilosos) en la mejilla, el mentón, la línea de la mandíbula y el cuello.

¿Por qué sigo teniendo acné a los treinta o cuarenta años de edad?

Parece que el número de visitas a las consultas de dermatología de mujeres mayores de veinticinco años de edad con acné ha aumentado durante la última década. El motivo no está del todo claro.

En la mujer adulta pueden definirse dos subtipos bien diferenciados de acné según su aparición: *persistente* y *tardío*. El acné persistente es el que aparece durante la adolescencia y no desaparece espontáneamente antes de la tercera década de vida. Las pacientes que padecen acné persistente tienen granos de manera intermitente o continuada durante este periodo de tiempo. Representan aproximadamente el 80 % de los casos de acné en la mujer adulta y constituyen el grupo de mujeres en las cuales este problema cutáneo no «se va con la edad». En cambio, el acné tardío suele aparecer por primera vez después de aproximadamente los veinticinco años de edad. Habitualmente, antes de esta edad las mujeres afectadas no han tenido problemas de piel.

Se cree que ambos tipos de acné aparecen como consecuencia de la estimulación excesiva de las glándulas sebáceas por parte de los andrógenos.

En líneas generales, las estrategias de tratamiento son las mismas, sea cual sea la edad de inicio del acné, aunque los tratamientos hormonales varían entre los sexos. Así pues, sigue leyendo, ya que más adelante en este mismo capítulo daré algunos consejos acerca de la mejor manera de enfrentarse al acné, ¡sin importar la edad!

Si la causa del acné es un desequilibrio hormonal, ¿no tendría que comprobar mis niveles hormonales?

En la mayoría de los casos, la respuesta a esta pregunta es «no».

La inmensa mayoría de las mujeres adultas con acné tienen unos niveles de andrógenos normales en los análisis de sangre. La posible explicación es que los niveles son más altos en la piel que en el torrente sanguíneo. Existen datos científicos que parecen compatibles con esta explicación, que demuestran la presencia de niveles altos de andrógenos alrededor de las glándulas sebáceas de la piel. Actualmente, no existe ninguna prueba en el mercado para medir los niveles hormonales alrededor de las glándulas sebáceas y los análisis de sangre aportarán muy poca información adicional, ya que es muy probable que los resultados sean normales.

¿Hay alguna circunstancia en la que un análisis de sangre sea útil para el acné?

Sí. A veces, el acné puede darse como parte de otro problema médico y en estas situaciones un análisis de sangre puede ser útil. Una de ellas es si se sospecha de la presencia de una enfermedad conocida como síndrome del ovario poliquístico (SOP).

El SOP es frecuente y afecta al funcionamiento del ovario de la mujer. Se caracteriza por unas reglas irregulares, un exceso de andrógenos circulantes en el torrente sanguíneo y múltiples bolsas llenas de líquido o *quistes* en los ovarios. Con frecuencia, el exceso de andrógenos puede provocar acné, piel grasa y un mayor crecimiento de vello corporal, pero una caída o debilitamiento del cabello del cuero cabelludo. Existen otros problemas asociados a esta enfermedad, como el aumento de peso y la dificultad para quedarse embarazada. No todas las mujeres presentan todos los aspectos de la enfermedad y puede que algunas solo padezcan acné recalcitrante. El SOP es más frecuente en determinados grupos étnicos, como las mujeres de las comunidades asiáticas.

Si después de hablar con una paciente o explorarla en la consulta creo que puede padecer SOP, solicito una analítica hormonal para detectar la enfermedad y una ecografía para evaluar los ovarios. Si estás preocupada porque crees que puedes tener esta enfermedad, podría ser útil que hablaras con tu médico de cabecera, ya que también podrá ayudarte a solicitar estas pruebas.

¿Por qué mi acné empeora con la regla?

Este es un problema muy frecuente y muchas mujeres simplemente han terminado por aceptarlo como parte de ese periodo del mes. Unos dos tercios de las mujeres propensas al acné normalmente notarán un empeoramiento del acné de una semana a unos días antes del inicio de la regla.

Aunque las mujeres tienen hormonas femeninas que circulan por su cuerpo durante todo el ciclo menstrual (los estrógenos predominan en la primera mitad del mes y la progesterona en la segunda mitad), también tienen el andrógeno testosterona —aunque en menor cantidad— en todo momento. Poco antes del inicio del sangrado menstrual, las hormonas femeninas alcanzan sus niveles más bajos; sin embargo, el nivel de testosterona se mantiene bastante constante en todo momento, de manera que es proporcionalmente más alto durante este periodo del ciclo. Se sabe que esta proporción más alta de testosterona provoca las alteraciones del cutis responsables del acné. Desafortunadamente, las mujeres estamos a merced de nuestros ciclos hormonales y no podemos hacer mucho al respecto, aunque sí tratemos el acné resultante.

He oído que el acné en la parte inferior de la cara es consecuencia de las hormonas. ¿Es cierto?

Básicamente, todos los tipos de acné son hormonales, pero en la mujer adulta a menudo se ha comunicado —anecdóticamente— que se da con mayor frecuencia en la mitad inferior de la cara, la línea de la mandíbula, el mentón y el cuello. De hecho, esto es algo que he observado en mi experiencia personal en la consulta. Sin embargo, la evidencia científica al respecto no es concluyente, ya que todavía no hemos establecido las causas precisas de dicha distribución.

De modo similar, algunas observaciones han dejado entrever que el tipo de acné también varía según la edad en las mujeres: las adultas suelen presentar granos inflamados (quísticos) y dolorosos a la palpación. Al parecer, tienen menos espinillas que las adolescentes. No obstante, de nuevo no todos los estudios científicos han confirmado esta observación.

Con la edad, ¿dejaré de tener acné?

Probablemente lo mejor sea considerar el acné como un problema crónico. Aunque algunas personas dejarán de tener problemas de piel con la edad, en muchos otros casos el acné puede provocar mucha angustia y volver a aparecer a lo largo de los años. Las mujeres adultas con acné o las que tienen SOP subyacente pueden presentar una enfermedad más recalcitrante y unas tasas más altas de fracaso del tratamiento o de recaída a pesar del uso de los tratamientos de referencia.

Basándome en mi experiencia personal, después de haber sufrido acné durante más de veinticinco años, creo que buena parte de la angustia que provoca proviene de la convicción de que el acné tendría que haber desaparecido a cierta edad. Puede ser increíblemente frustrante ver que vuelve a aparecer una vez más después de un ciclo de tratamiento que pensabas que había tenido éxito, pero la realidad es que a menudo es una afección que requiere control, en lugar de una que puede curarse de manera definitiva. Es mucho más fácil aceptar el acné cuando nos damos cuenta de que el verdadero objetivo debería ser reducir al mínimo sus efectos para poder continuar con nuestras vidas. Si vuelve a presentarse, no te preocupes; hay maneras de enfrentarse a él y no tenemos por qué permitir que limite nuestras vidas.

¿El acné está relacionado con mi alimentación?

La historia de la relación entre el acné y la alimentación es polémica e interesante a partes iguales. Antes de los años sesenta, el consejo dietético para las personas que padecían acné era un componente habitual de la atención, y los dermatólogos recomendaban evitar los alimentos azucarados, las bebidas carbonatadas, el chocolate y las grasas.

El punto de inflexión en la historia de la relación entre el acné y la alimentación tuvo lugar a finales de los años sesenta y principios de los setenta, tras la publicación de dos estudios científicos fundamentales, que comunicaron que el acné y la alimentación no estaban relacionados. Los dermatólogos se olvidaron de la alimentación hasta principios del siglo XXI, en que se llevaron a cabo nuevas investigaciones y un análisis crítico riguroso de los datos antiguos.

Aunque el número total de estudios realizados durante los últimos cuarenta años es relativamente pequeño, parece que cada vez hay más datos que avalan la idea de que determinados tipos de alimentos pueden empeorar el acné. Los datos recientes sugieren que las dietas con un índice glucémico alto pueden tener un papel destacado en la aparición del acné. También existe evidencia científica limitada de que algunos productos lácteos (en concreto la leche desnatada) podrían tener cierta influencia.

a) Alimentos con un índice glucémico (IG) alto

Los alimentos que tienen un índice glucémico alto (por ejemplo, azúcar, caramelos, *pizza,* refrescos, comida rápida o, pan blanco) son absorbidos rápidamente por el organismo, lo que lleva a un aumento brusco de los niveles de azúcar o glucosa en la sangre. Los niveles elevados de glucosa circulante en la sangre estimulan la liberación de la hormona insulina y el factor de crecimiento insulinoide tipo 1 (IGF-1). Ambos aumentan la producción de sebo y actúan sobre el organismo para que produzca más andrógenos. Estos factores favorecen la aparición de acné. Así pues, si lo que buscas es tener un buen cutis (¡y apuesto que eso es lo que quieres si estás leyendo este libro!), podrías plantearte reducir el consumo de estos placeres perversos.

b) Productos lácteos

El papel de los productos lácteos como causa o factor agravante del acné no está tan claro. Se han propuesto varias hipótesis sobre cómo podrían empeorar las enfermedades de la piel. Es posible que actúen a través de un mecanismo parecido al de las dietas ricas en hidratos de carbono mediante la estimulación de la producción de insulina e IGF-1. También hay indicios de que la leche de vaca o contiene hormonas del crecimiento de manera natural o está tratada con hormonas del crecimiento. Estas hormonas pueden aumentar los niveles de andrógenos, lo que lleva a las glándulas sebáceas a liberar más sebo. No creo que todas las personas con acné tengan que suprimir los productos lácteos de su dieta (¡desde luego, yo no lo he hecho!), pero si formas parte de ese grupo reducido de personas que perciben una relación clara entre el consumo de productos lácteos y la aparición de granos, entonces tendrías un motivo para reducirlos o eliminarlos de su dieta. Es más fácil de lo que parece, dada la gran variedad de alternativas a la leche de vaca que pueden encontrarse en tiendas y supermercados.

La dieta occidental se ha investigado con frecuencia como una posible causa de acné. Tradicionalmente, se había observado que los esquimales de Canadá y los zulúes no padecían acné. No obstante, la prevalencia del acné aumentó entre el primer grupo tras la adopción de una dieta compuesta de alimentos procesados, carne de vacuno y productos lácteos. Entre los zulúes, la aparición del acné se atribuyó a la migración de las áreas rurales a las ciudades. En cambio, las poblaciones nativas de Papúa Nueva Guinea y Paraguay que seguían una dieta paleo no tenían acné.

La dieta *antiacné* ideal —si es que existe tal cosa— sería baja en azúcares e hidratos de carbono refinados. La verdura y la fruta con un índice glucémico bajo (plátanos, arándanos, brócoli, setas, etcétera) y el pescado rico en ácidos grasos omega 3 ayudarán. Si te preocupa que tu acné pueda ser consecuencia de tu alimentación, plantéate anotar cuidadosamente todo lo que comes cada día en un diario de alimentos durante como mínimo doce semanas.

Actualmente, la evidencia científica sugiere que, en un grupo selecto de individuos, la alimentación puede desempeñar un papel importante en la aparición del acné. No obstante, los datos científicos son escasos y la calidad de los ensayos clínicos tiene que mejorar. Actualmente, la mayoría de los dermatólogos recomiendan que el acné no se trate únicamente con la dieta, pero la dieta puede tener un papel complementario en algunas personas, junto con tratamientos validados de eficacia probada.

¿Existe algún complemento que pueda tomar para el acné?

Hoy en día, no es raro que la gente quiera probar algún complemento para la piel, y existen datos procedentes de estudios pequeños sobre terapias más *naturales*. Yo no soy partidaria de hacer recomendaciones sin una base científica sólida, y creo que hay tratamientos mejores que la toma de complementos, pero estos agentes orales pueden encontrarse fácilmente en las tiendas de alimentos naturales y pueden desempeñar un buen papel, así que ¿por qué no darles una oportunidad?:

- Nicotinamida (vitamina B3): 750 miligramos una vez al día
- Ácidos grasos omega 3
- Zinc: 200 miligramos al día de gluconato de zinc o 400-600 miligramos al día de sulfato de zinc
- Vitamina A: 300.000 unidades internacionales para las mujeres; 400.000 unidades internacionales para los hombres

Si estás planteándote quedarte embarazada, dar de mamar o tomar otros medicamentos de venta con receta, no tomes estos complementos sin hablar antes con tu médico de familia o el dermatólogo.

¿Qué productos debería utilizar para el acné?

En el capítulo 2, «El cuidado habitual de la piel», y el capítulo 3, «Regímenes de cuidado de la piel», se explica en mayor detalle cómo cuidar la piel. La mayoría de nosotras intentaremos controlar los granos con productos de venta libre en lugar de acudir inmediatamente a un dermatólogo. Es fundamental utilizar el tipo correcto de formulaciones e ingredientes.

En primer lugar, evita los aceites faciales, además de los productos limpiadores e hidratantes de textura cremosa y rica. Utiliza únicamente formulaciones ligeras o tipo gel. Lo ideal es que el producto lleve la etiqueta de «no comedogénico»; aunque no es garantía de que el producto no vaya a provocarte erupciones cutáneas, ¡es mejor que un producto que no lleve dicha etiqueta! Busca ingredientes como estos:

- Ácido salicílico
- Ácido glicólico
- Zinc
- Aceite del árbol de té
- Peróxido de benzoilo
- Nicotinamida
- Ácido lactobiónico
- Retinol
- Palmitato de retinilo

Si estos productos no logran controlar el acné después de unas semanas de uso, es hora de buscar el consejo del médico de familia o el dermatólogo.

¿Qué tratamientos hay para el acné?

Existen varios tratamientos para el acné en función de la gravedad y del tipo de granos. Los tratamientos pueden dividirse a grandes rasgos en cremas y geles, comprimidos y dispositivos de luz.

a) Cremas y geles

Retinoides. Son productos a base de vitamina A que impiden que las células cutáneas se vuelvan pegajosas, reducen la obstrucción de los poros e impiden la formación de puntos negros. Cuando se utilizan por primera vez, es muy frecuente que aparezca irritación y enrojecimiento de la piel, de manera que yo suelo recomendar una pauta de tratamiento gradual. Empieza con dos aplicaciones por semana inicialmente, antes de pasar al uso diario. Los retinoides deben aplicarse por la noche sobre la piel limpia. Debe utilizarse protección solar durante el día, ya que las cremas pueden provocar sensibilidad a la luz solar. Entre los productos recomendados se incluyen NeoStrata Skin Active Retinol + NAG Complex, The Ordinary Retinol 1 % y Medik8 Retinol 10 TR Serum.

Peróxido de benzoilo. El peróxido de benzoilo es un bactericida que tiene la capacidad de reducir la cantidad de bacterias *P. acnes* presentes en la piel. Es útil para los granos inflamados y no inflamados. Los productos que contienen peróxido de benzoilo pueden adquirirse con receta (por ejemplo, Duac Gel o Epiduo Gel) o sin receta (por ejemplo, Acnecide 5 % Gel). Se utilizan una o dos veces al día. Una advertencia: el peróxido de benzoilo puede causar irritación y decolorar la ropa y el pelo.

Cremas y geles antibióticos. Se utilizan con frecuencia por su actividad antibacteriana contra *P. acnes*. Debido a la preocupación por la resistencia bacteriana, no se utilizan solos, sino que suelen combinarse con retinoides o peróxido de benzoilo. Si es posible, el uso de antibióticos debería limitarse a no más de doce semanas.

Ácido azelaico. No es un tratamiento habitual, pero puede ser útil en las personas que no toleran las otras cremas y geles. El ácido azelaico en altas concentraciones tiene que recetarlo un dermatólogo o un médico de cabecera; en bajas concentraciones puede adquirirse sin receta.

b) Medicamentos orales

Si las cremas y los geles no logran controlar los granos, el siguiente paso suele ser el tratamiento con comprimidos, recetado por un dermatólogo o un médico de cabecera.

Comprimidos antibióticos. Tienen propiedades antiinflamatorias y actividad contra *P. acnes*. Los antibióticos orales suelen utilizarse en combinación con cremas tópicas. Existe evidencia científica sólida de que fármacos como la tetraciclina, la oxitetraciclina, la doxiciclina y la limeciclina pueden reducir el acné. Otros antibióticos incluyen la eritromicina, la azitromicina y el trimetoprim. El tiempo medio de tratamiento es de unas doce semanas. Cada vez hay más preocupación por la resistencia bacteriana y los efectos de los antibióticos sobre el microbioma intestinal, de manera que no deben utilizarse indefinidamente.

Terapias hormonales. La píldora anticonceptiva mixta puede utilizarse para controlar el acné en las mujeres que necesitan anticoncepción. Los estrógenos de la píldora anticonceptiva reducen la producción de sebo y andrógenos. Los datos indican que pueden pasar hasta tres meses antes de verse los beneficios de la píldora anticonceptiva en la piel. Algunas se consideran más «respetuosas con la piel», entre ellas Yasmín y Diane.

La espironolactona es otro medicamento que pueden utilizar los especialistas para tratar el acné en las mujeres. Su uso en el acné es «extraoficial», lo que significa que el fármaco se autorizó para otra enfermedad. La espironolactona es útil en las mujeres adultas y las que padecen SOP. Solo debería recetarla un especialista con amplia experiencia en su uso.

Isotretinoína (Roacután). La isotretinoína es un medicamento basado en la vitamina A que es sumamente eficaz en el acné grave recalcitrante con marcas de cicatrices. También desempeña un papel en el acné que es resistente al tratamiento con otros medicamentos, que vuelve a aparecer rápidamente después de finalizar el tratamiento con antibióticos o que tiene un impacto psicológico profundo. Los efectos secundarios frecuentes incluyen sequedad labial, dolor muscular, sensibilidad a la luz solar y dolor de cabeza. Es obligatorio someterse a análisis de sangre de control durante el tratamiento, y es muy probable que las mujeres en edad de procrear necesiten anticonceptivos, ya que este medicamento es teratógeno. Esto significa que daña al feto.

Antes, existía la duda de si el medicamento podía provocar depresión y otros problemas del estado de ánimo, pero los datos más recientes dejan entrever que no existe ninguna relación.

El inconveniente con el acné es que es bien sabido que provoca problemas del estado de ánimo y de autoestima. Puede resultar bastante difícil determinar si lo que provoca un estado de ánimo bajo es el acné en sí (que tiene que ser grave por definición para poder tratarse con isotretinoína) o el inicio del tratamiento con isotretinoína. En la mayoría de las personas, en todo caso, el estado de ánimo suele mejorar con el tratamiento —la gente se siente mejor a medida que su piel mejora—. La mayoría de las personas toleran bien el medicamento y buena parte de los efectos secundarios pueden controlarse con un cuidado de la piel correcto o sencillamente reduciendo la dosis.

La isotretinoína ha tenido mala prensa en el pasado, lo que es una verdadera lástima, ya que el medicamento es seguro y eficaz en manos expertas, y a muchas personas que se beneficiarían de la isotretinoína les han dicho incorrectamente que el medicamento es peligroso.

c) Tratamientos con luz y láser

Existe un interés creciente por las nuevas terapias no invasivas para el acné. La fototerapia y la laserterapia (terapia fotodinámica, luz azul o luz pulsada intensa) están disponibles en el mercado y sus resultados son alentadores. Los tratamientos pueden ser caros, ya que a menudo es necesario un ciclo de tratamiento y mantenimiento, y existe la posibilidad de que el acné vuelva a aparecer una vez que se suspende el tratamiento. No obstante, no hay duda de que estas terapias son interesantes para las personas que no quieren o no pueden tomar medicación oral. Estos tratamientos parecen prometedores, pero sin duda hacen falta más estudios para evaluar su valor.

No obstante, el sector de la belleza va un paso por delante y en el mercado ya hay varios dispositivos de luz para tratar el acné en casa, muchos de los cuales son muy asequibles. Entre ellos se incluyen la máscara de fototerapia antiacné de Neutrogena y Lumie Clear Acne Treatment Light; me he comprado las dos y las he utilizado junto con otros tratamientos. Mi opinión es que pueden desempeñar un papel importante en las personas con acné leve o como medida provisional para aquellas que están a la espera de acudir al dermatólogo. No obstante, no son una cura milagrosa y los tratamientos tienen que repetirse con regularidad para ser eficaces. Por lo tanto, ten en cuenta que tendrás que reservar tiempo para su uso en tu rutina diaria según las instrucciones del fabricante.

Me ha salido un grano enorme de repente dos días antes de mi boda. ¿Qué puedo hacer?

Ya es bastante desagradable despertarse un día cualquiera con un volcán en erupción en la cara, pero justo antes de un gran acontecimiento social puede ser desmoralizante, y el problema se multiplica por cien cuando tú vas a ser el centro de atención. Todavía no soporto ver mis fotos de graduación debido al horrible monstruo que se erguía en mi frente.

Pero ¡que no cunda el pánico! La buena noticia (¡y ojalá lo hubiera sabido cuando me gradué!) es que existe un tratamiento para estos casos. Los dermatólogos pueden inyectar una pequeña cantidad de corticosteroides o cortisona en los quistes del acné. Es un poco molesto, pero el grano disminuye muy rápidamente en cuestión de cuarenta y ocho horas. La inyección tiene que administrarla un dermatólogo experimentado, ya que existe el riesgo de que aparezcan una cicatriz hundida, cambios en la pigmentación y vasos sanguíneos prominentes, pero es eficaz como solución rápida justo antes de tu gran día.

Creo que también merece la pena señalar que, si tienes muchos granos, esta no es la mejor solución, ya que probablemente necesitarás un tratamiento a más largo plazo. Si te preocupa, ve al dermatólogo unos meses antes de la boda para que tenga tiempo suficiente para solucionar el problema.

Estoy pensando en quedarme embarazada. ¿Qué debería hacer respecto a mi acné?

Muchas de mis pacientes tienen entre treinta y treinta y cinco años de edad y padecen acné quístico problemático. A los pocos minutos de verlas, tengo clarísimo que el acné les está arruinando literalmente la vida. El acné hace que se sientan feas y a raíz de esto su confianza en sí mismas y su autoestima se ven afectadas. En el fondo, son conscientes de que necesitan medicación, ya que han agotado todas las opciones del cuidado de la piel y la alimentación mucho antes de solicitar una cita conmigo.

Sin embargo, muchas tienen una edad en la que también se plantean tener hijos. Veo a muchas mujeres con relaciones serias de pareja, a punto de comprometerse o casarse, que están pensando en crear una familia. Si tienen pensado quedarse embarazadas, muchos medicamentos eficaces contra el acné quedarán automáticamente descartados.

Un denominador común que surge cuando indago más es que a muchas mujeres les da vergüenza decir en voz alta que quieren solucionar su problema de piel antes de quedarse embarazadas. Todavía existe la expectativa social de que las mujeres de cierta edad tienen que dar prioridad a la procreación, y pueden tener miedo a sentirse juzgadas por la pareja, la familia o los amigos. Muchas me preguntan directamente: «¿Cree que es una frivolidad que espere a tener hijos porque quiero tratarme primero el acné?».

Creo que esta pregunta refleja el hecho de que la sociedad todavía considera el acné simplemente una preocupación estética. Esto es un error; no es solo una preocupación estética. El acné puede tener una serie de efectos perjudiciales sobre la salud mental y no deben subestimarse.

Imagínate que quieres tener un bebé, que te quedas embarazada y que optas por darle de mamar mientras padeces acné quístico. Esto podría suponer dos años (quizá más) sin poder tomar comprimidos eficaces para tratarte la piel. Basándose en cómo te hace sentir tu piel en este momento, ¿estarías dispuesta a esperar tanto tiempo para recibir un tratamiento eficaz?

Me resulta difícil plantear esta pregunta y soy plenamente consciente de que también es muy difícil darle respuesta. Yo no puedo —ni debo— tomar decisiones por ti, pero puedo ofrecerte alternativas y mi consejo sincero de experta.

Todas las mujeres se merecen una buena salud mental y la posibilidad de tener una vida feliz y plena, vayan o no vayan a ser madres. El estado de ánimo y la autoestima pueden influir en nuestras relaciones actuales, pero en el caso de los nuevos padres también afectan al entorno en que se criará el bebé. Desde una perspectiva más práctica, cuanto más tardemos en tratar el acné quístico, mayor será la probabilidad de que queden cicatrices. Las cicatrices del acné son mucho más difíciles —y mucho más caras— de tratar que el acné en sí.

Como suele suceder en la vida, no existe una solución fácil —o correcta— para esto. He tenido varias pacientes que me han dicho que habían llegado al límite en cuanto a su acné. Yo las animo activamente a que hablen con sus parejas y con sus seres queridos para ver si sería aceptable retrasar el embarazo de seis a nueve meses. En algunos casos lo es, las mujeres se tratan el acné primero, y su estado de ánimo y su bienestar psicológico mejoran a medida que su piel mejora. Se dan cuenta de que se sienten más felices y más sanas para tener hijos. En otros casos, esto no es así. Las mujeres deciden que tener un hijo es lo primero y que el acné viene después. No pasa nada. Al final, tenemos que hacer lo que es correcto para nosotras y nuestros seres queridos, y resistirnos a que nos impongan una u otra opción.

Estoy embarazada. ¿Qué tratamientos antiacné puedo utilizar de forma segura?

Esta es una pregunta difícil. Hay muy pocos productos autorizados para tratar el acné durante el embarazo. El antibiótico oral eritromicina combinado con crema de ácido azelaico de venta con receta puede utilizarse de forma segura. Utiliza únicamente productos del cuidado de la piel que contengan ácido glicólico y evita los productos elaborados a base de ácido salicílico (que teóricamente podrían contribuir a la aparición de defectos congénitos). Los tratamientos no medicinales, como los *peelings* químicos y el láser, también pueden ser una opción que ofrecen algunos expertos.

¿Por qué tengo acné en la espalda?

El acné en la espalda provoca problemas en ambos sexos y puede avergonzarnos mucho cuando vamos a nadar, nos desnudamos en vestuarios comunes o estamos con nuestra pareja.

Es sorprendentemente frecuente y suele afectar más a los hombres que a las mujeres. Aproximadamente la mitad de las personas que padecen acné también tendrán la espalda afectada. Es raro, pero no imposible, tener acné en la espalda sin que haya acné en la cara. Como la piel de la espalda es especialmente gruesa, es una zona propensa a la aparición de granos profundos, rojos y dolorosos.

El acné de la espalda tiene las mismas causas que el acné normal: las hormonas y la genética. No obstante, también puede aparecer debido a las sesiones de ejercicio frecuentes en el gimnasio, en las que el aumento del calor, el sudor y la ropa sintética llevan a la obstrucción de los poros de la piel. Dúchate enseguida después de hacer ejercicio ¡y no lleves la ropa de gimnasia sudada durante más tiempo del necesario! Si aun así te siguen saliendo granos, busca ayuda médica, ya que los tratamientos para el acné de la espalda son los mismos que para el acné de la cara.

¿Por qué me salen granos en el trasero?

No es algo de lo que se hable a menudo, pero los granos en las nalgas son sorprendentemente frecuentes. Aunque pueden parecer acné, suelen estar causados por otro problema de la piel denominado foliculitis. Los folículos pilosos pueden obstruirse, inflamarse e infectarse, lo que da lugar a un sarpullido con granos que a veces puede provocar picor. La tendencia a vestir ropa deportiva en todos los ámbitos de la vida cotidiana no ayuda, y pasarse horas sentada vestida con ropa sintética, ajustada y oclusiva puede ser una de las causas. Lo ideal es llevar la ropa de gimnasia solo en el gimnasio, ¡no como ropa de calle habitual!

¿Cómo puedo librarme de los puntos negros?

A menudo se cree incorrectamente que los puntos negros son poros obstruidos por la suciedad, que es lo que les da ese aspecto negro. En realidad, el sebo de la piel contiene un pigmento denominado melanina. A medida que el sebo obstruye el poro en la superficie de la piel, la melanina se oxida en contacto con el aire y se vuelve de color negro, de ahí su aspecto y su nombre.

a) Tratamientos domiciliarios

Las cremas y los geles de retinoides pueden ser útiles para reducir los puntos negros. Tienen que aplicarse entre ocho y doce semanas para percibir sus beneficios, así que está claro que no son una solución rápida. Se venden con y sin receta (por ejemplo, Differin).

Puede ser útil exfoliar la piel semanalmente para eliminar la capa superficial de células cutáneas muertas y reducir la formación de puntos negros. Yo no recomendaría hacerlo más de una vez por semana, ya que podría irritar la piel y empeorar la situación.

b) Tratamientos en la consulta

Las extracciones con vapor también pueden ser beneficiosas. Implican el uso de vapor para aflojar la obstrucción de los poros y luego puede utilizarse un extractor para eliminar los puntos negros. El procedimiento puede realizarlo un especialista en tratamientos faciales o un esteticista cualificado. Los beneficios de este tratamiento son que puede reducir la aparición de granos de acné inflamados y que proporciona una sensación inmediata de «descongestión» o desobstrucción de los poros de la piel. No obstante, hay riesgo de dañar la piel y los granos profundamente arraigados pueden empeorar. Por lo tanto, el procedimiento tiene que llevarlo a cabo un profesional cualificado y no tú después de aprender la técnica con un vídeo de YouTube. En cualquier caso, dado que con el tiempo vuelven a formarse puntos negros, el procedimiento tendrá que repetirse.

Para los puntos negros también pueden utilizarse *peelings* químicos con buenos resultados. Hay muchos tipos de *peelings* superficiales disponibles (por ejemplo, el ácido glicólico y el ácido salicílico). Estos agentes químicos se aplican en la superficie de la piel y provocan una exfoliación acelerada. En este caso también es importante acudir a un profesional cualificado, ya que no todos los *peelings* son adecuados para todos los tipos de piel y algunos tipos de acné pueden no responder a este tratamiento.

Los puntos negros también pueden combatirse mediante un tratamiento con calor conocido como *electrodesecación* en la consulta de un dermatólogo. Con un electrodo fino de metal se calienta la piel y se eliminan los puntos negros. A veces, los dermatólogos utilizan este tratamiento para reducir los puntos negros antes de iniciar un tratamiento más fuerte contra el acné, como la isotretinoína (Roacután).

Mis granos mejoran con el sol. ¿Tengo que utilizar protector solar?

En los años cincuenta, para tratar el acné se utilizaban el sol y las lámparas de rayos ultravioleta. Veo a muchas pacientes que se sometieron a este tipo de tratamiento, ya que más tarde desarrollaron cáncer de piel debido a la exposición a la luz ultravioleta.

Muchas personas tienen la sensación de que su acné mejora con la luz solar y esto tiene su explicación. En primer lugar, cuando la piel se broncea, el enrojecimiento del acné se vuelve relativamente menos visible. En segundo lugar, la luz ultravioleta del sol elimina la inflamación de la piel, que puede precipitar la aparición de acné. El problema es que la inhibición de la respuesta inmunitaria normal de la piel puede hacerla más vulnerable a padecer cáncer de piel en el futuro.

Así pues, la respuesta es un sí rotundo: debes utilizar protector solar. Muchas personas consideran que los protectores solares grasos pueden empeorar su acné, y es importante asegurarse de que el dermatólogo recomienda productos diseñados específicamente para pieles propensas al acné. Mis protectores solares favoritos son Heliocare 360º Gel Oil-Free SPF 50, Avène Cleanance Solaire SPF 30 y Skinceuticals Mineral Matte UV Defense SPF 30. Al igual que sucede con el cuidado habitual de la piel, evita las cremas densas, y opta por geles y formulaciones sin aceite. Algunas personas encuentran que lo que les va mejor a su piel son los protectores solares minerales que contienen zinc o titanio.

¿Cuándo debería buscar ayuda para el acné?

Esta pregunta no tiene una respuesta sencilla, pero nadie debería sufrir en silencio por culpa de su piel. Si has probado productos de venta libre que no te han dado resultado, si tu acné afecta a la manera en que te sientes, si te ha dejado cicatrices o si causa pigmentación, esto significa que deberías buscar atención médica.

La expresión clave es *atención médica*. Con frecuencia, veo a pacientes angustiadas que se han gastado cientos o miles de euros en sus problemas de piel porque no han recibido el asesoramiento adecuado de un profesional cualificado. En una consulta reciente, una paciente que aún no había cumplido los treinta me confesó descorazonadamente que se había gastado cuatro mil quinientos euros

—una cantidad que no se podía permitir el lujo de gastar así como así— en productos del cuidado de la piel y falsos tratamientos que no sirvieron de nada. Cuando le expliqué por qué no habían surtido efecto y le expuse brevemente cómo podía ayudarla, se sintió tan emocionada al darse cuenta de que no tendría que vivir eternamente con su acné que se echó a llorar. Es una de mis muchas pacientes que tienen una historia parecida que contar, y me enfurece a más no poder que haya individuos por ahí que se aprovechen de los males de la piel de los demás para su propio beneficio económico.

¿Cuáles son los efectos psicológicos asociados al acné?

El acné se ha asociado a un gran número de problemas del estado de ánimo que no deben subestimarse. Si estás sufriendo, o conoces a alguien que está sufriendo, es importante buscar ayuda. El acné puede provocar problemas de autoestima y con la propia imagen corporal, conllevar retraimiento social y dificultades para establecer relaciones, y también provocar conductas de evitación, vergüenza y depresión.

En 2015, una encuesta encargada por la British Skin Foundation, la mayor organización benéfica relacionada con la piel del Reino Unido, realizada en más de dos mil personas que padecían acné, reveló que casi el 20 % había tenido ideas suicidas o había considerado la posibilidad de suicidarse como consecuencia de su acné. La friolera del 40 % dijo haber sido objeto de acoso *(bullying)* como consecuencia de su enfermedad de la piel. Estos resultados no deben tomarse a la ligera.

CICATRICES DEL ACNÉ

Mi primera experiencia con un dermatólogo para tratarme el acné fue a los catorce años de edad. En esa época, tenía como mínimo veinte o treinta granos profundos en la cara en cualquier momento dado. Me acuerdo porque solía contarlos. Recuerdo que me sentaba delante del espejo e intentaba ocultar los granos con las puntas de los dedos —básicamente para tratar de imaginar qué aspecto tendría sin ellos— pero enseguida me quedaba sin dedos.

El dermatólogo era mayor y hombre. Ahora, en retrospectiva, me doy cuenta de que yo era joven y no creo que él fuera tan mayor como me pareció entonces. Yo estaba angustiada no solo por mi acné, sino también por las marcas profundas e inflamadas que tenía en las mejillas. Él apenas se dirigió a mí durante la mayor parte de la consulta y habló directamente con mi madre. Antes de acompañarnos hasta la puerta, me armé de valor para hacerle una pregunta: «¿Mis cicatrices mejorarán?». Por fin, se dio la vuelta para mirarme y me respondió con un monosílabo.

«No.»

Creo que en ese momento me eché a llorar. Pero eso fue todo; la conversación había terminado. Ahora que soy mayor y que hago exactamente el mismo trabajo que hacía él, me doy cuenta de que no tenía ni idea de cómo tratar a una chica adolescente ni del efecto que su actitud tuvo en mi seguridad en mí misma. Y lo que es más, estaba equivocado.

Una vez que aparecen las cicatrices del acné, puede ser muy difícil tratarlas y que la piel nunca recupere del todo el aspecto anterior, *pero* hay varios tratamientos útiles, que a menudo se utilizan en combinación y que, sin duda, ayudan a la piel.

¿Quién padecerá cicatrices del acné?

Las cicatrices del acné afectan aproximadamente al 20 % de las personas que lo padecen. Pueden ser más difíciles de tratar que el acné en sí, y es más probable que aparezcan con las lesiones de acné profundas y si se tocan o se aprietan los granos.

¿Por qué aparecen las cicatrices?

Normalmente, las cicatrices del acné aparecen como consecuencia de granos que provocan una inflamación profunda (nódulos y quistes). La inflamación y su resolución suelen dar lugar a varias anomalías en la superficie de la piel:

- Depósitos de colágeno nuevo que provocan una elevación desigual de la superficie de la piel.
- Adherencias de la piel que se traducen en pequeñas depresiones o «agujeros».
- Engrosamiento o dilatación permanente de los vasos sanguíneos como parte de la respuesta natural de cicatrización del cuerpo a la inflamación, que se traduce en enrojecimiento.
- Alteración de las células cutáneas que desencadenan la liberación del pigmento melanina, lo que a su vez da lugar a manchas marrones.

La textura y el color alterados de la piel afectada contrastan marcadamente con la piel circundante normal sin cicatrices y, por lo tanto, atraen fácilmente las miradas de la gente.

Tipos de cicatrices del acné

Las cicatrices pueden sobresalir (elevadas) o estar hundidas (deprimidas) respecto a la superficie de la piel.

a) Cicatrices elevadas

Existen dos tipos de cicatrices elevadas: las cicatrices hipertróficas y los queloides. Ambos tipos se deben a un crecimiento excesivo de tejido fibroso denso tras la cicatrización de una herida cutánea. En términos generales, las cicatrices hipertróficas tienen el mismo tamaño que el grano que las ha causado, pero los queloides sobrepasan los límites de la lesión del acné. Los queloides son más frecuentes en las pieles oscuras y normalmente aparecen en los hombros, el ángulo de la mandíbula y la zona del pecho. Suele ser necesaria una intervención médica para suavizar o aplanar las zonas afectadas.

b) Cicatrices deprimidas

Existen tres tipos principales de cicatrices del acné deprimidas o atróficas.

- Cicatrices en picahielo. Son agujeros profundos y estrechos, habitualmente con una base de menos de dos milímetros de ancho.
- Cicatrices en furgón. Son depresiones anchas con bordes nítidos. Pueden tener varios milímetros de ancho y dar lugar a un aspecto «crateriforme» de la piel.
- Cicatrices onduladas. Son depresiones anchas con bordes inclinados, que dan un aspecto ondulado a la piel.

Normalmente, el acné de la frente y la parte central y superior de las mejillas da lugar a múltiples cicatrices pequeñas en picahielo. El acné de zonas de piel más gruesa, como la parte inferior de las mejillas, el mentón y la línea de la mandíbula, suele provocar cicatrices más grandes y profundas. Es muy probable que muchas personas que sufren de cicatrices del acné tengan una combinación de los diferentes subtipos.

¿Cómo pueden tratarse las cicatrices del acné?

Aunque algunas cicatrices mejorarán con el paso del tiempo, el contorno de la piel habitualmente no se normaliza del todo. Hay varios métodos que pueden utilizarse para tratar las cicatrices del acné si provocan angustia. Normalmente, es necesario combinar distintos tratamientos para obtener un resultado óptimo. Esto puede deberse al hecho de que una persona tenga múltiples tipos de cicatrices en la piel al mismo tiempo, pero también hay que hacer hincapié en que los tratamientos específicos, aunque contribuyen en cierta medida a la mejora del tipo de cicatriz en cuestión, tienen sus limitaciones cuando se utilizan de manera aislada.

Por lo tanto, para conseguir un resultado óptimo, el o la paciente tiene que acceder al paquete completo de tratamientos disponibles, así como a un dermatólogo estético experto que pueda seleccionar la combinación adecuada y administrarlos de manera segura y eficaz. Los tratamientos eficaces contra las cicatrices no son baratos, y quisiera hacer hincapié en que en este caso prevenir es mucho mejor —y mucho más económico— que curar. Así pues, trátate el acné lo antes posible para que las cicatrices no tengan la posibilidad de arraigar. Si, desafortunadamente, ya no es posible porque ya tienes cicatrices hundidas, te recomendaría encarecidamente que no malgastaras tu dinero en cremas, lociones, pociones y aceites populares, ya que —a pesar de lo que pueda poner en el embalaje— sencillamente no serán eficaces contra este tipo de cicatrices. El cuidado de la piel en este contexto sería una inversión sin resultados; sería mejor que destinaras tu dinero a conseguir la opinión experta de un dermatólogo o cirujano plástico.

a) Inyecciones de corticosteroides

Las inyecciones de corticosteroides se utilizan con frecuencia para aplanar las cicatrices elevadas, de manera que son ideales para hipertróficas y queloides. Se administran pequeñas inyecciones, habitualmente de triamcinolona, directamente en la cicatriz. Según el tamaño de la cicatriz, pueden ser necesarias varias sesiones de tratamiento, que suelen realizarse a intervalos de varias semanas. Es un procedimiento seguro, pero solo debería llevarlo a cabo un experto, debido a los riesgos que conlleva, entre ellos, el adelgazamiento de la piel y un cambio en la pigmentación.

b) *Peelings* químicos

Los *peelings* químicos, que se exponen en mayor detalle en el capítulo 7, «Tratamientos antienvejecimiento», también pueden ser eficaces para tratar las cicatrices leves. Esto es especialmente cierto si se utilizan *peelings* medios o profundos. Los *peelings* químicos utilizan una solución ácida para destruir las capas de piel afectadas. Con los *peelings* más profundos, se produce enrojecimiento, descamación y tirantez de la piel, y tras varias sesiones de tratamiento, las cicatrices leves pueden mejorar a medida que la piel nueva y sana queda al descubierto.

c) Tratamientos quirúrgicos

Los tratamientos quirúrgicos, como la escisión con sacabocados y la subcisión, pueden ser útiles para tratar las cicatrices hundidas del acné. Las cicatrices en picahielo y en furgón pueden eliminarse mediante la escisión con sacabocados. Este método implica el uso de un instrumento denominado *sacabocados* para cortar el tejido cicatricial con anestesia local y el cierre posterior de la herida mediante una pequeña sutura o un punto de sutura. Con esta técnica, las cicatrices redondas e irregulares pueden transformarse en cicatrices planas en forma de hendidura.

d) Subcisión

Esta técnica trata las cicatrices onduladas. Tras la anestesia apropiada, se introduce una aguja en la piel con la que se rompen las bandas fibrosas que provocan las adherencias de la piel. Este procedimiento libera las cicatrices deprimidas.

e) Dermoabrasión

La dermoabrasión es una técnica de regeneración de la superficie de la piel *(resurfacing)* que arranca quirúrgicamente las capas superficiales de la piel, a menudo con el uso de un instrumento rotatorio. Esto desencadena una respuesta de cicatrización en las capas afectadas y puede ser útil para alisar las cicatrices muy superficiales.

f) Micropunción

La micropunción médica es un tratamiento que se realiza en la consulta y que a veces también se conoce como terapia de inducción de colágeno. Se aplica crema anestésica local sobre la piel y con un dispositivo se provocan múltiples lesiones milimétricas en la piel que cicatrizan en dos días. Se cree que las microlesiones de la piel estimulan la producción de nuevo colágeno y pueden desempeñar un papel importante en el tratamiento de las cicatrices deprimidas leves del acné. Habitualmente, son necesarias múltiples sesiones de tratamiento a intervalos de cuatro a seis semanas.

g) Rellenos dérmicos

Los rellenos dérmicos son productos que se inyectan debajo de la superficie de la piel, principalmente por sus efectos antienvejecimiento. Estos productos también se exponen en mayor detalle en el capítulo 7, «Tratamientos antienvejecimiento». Los rellenos más utilizados son los de ácido hialurónico, un azúcar presente de forma natural en el organismo, que proporciona hidratación y volumen a la piel. Los rellenos dérmicos sintéticos de ácido hialurónico pueden ser un tratamiento eficaz para las cicatrices onduladas del acné. Se inyectan en la piel y, según el tipo de producto utilizado, pueden levantar temporalmente las cicatrices durante unos seis meses. Este tratamiento se combina a menudo con la subcisión y no es adecuado para las cicatrices en picahielo. Existe el riesgo de que se produzcan moretones, hinchazón, molestias y bultos. Pueden utilizarse otros agentes aparte del ácido hialurónico en manos experimentadas, como los rellenos de hidroxiapatita cálcica.

h) Reconstrucción química de las cicatrices cutáneas con ácido tricloroacético (ATC)

Este es otro procedimiento clínico que puede ser útil para tratar las cicatrices deprimidas del acné. Consiste en la aplicación directa en las cicatrices de una pequeña cantidad de ácido tricloroacético (ATC) en altas concentraciones (al 70-100 %). Esto desencadena una reacción inflamatoria local, que se traduce en la producción de nuevo colágeno en la zona de las cicatrices. Puede ser útil para tratar las cicatrices en picahielo, en furgón y onduladas. Los pacientes suelen tolerar bien el procedimiento y se dan pocas complicaciones si lo realiza un experto. A menudo, pueden ser necesarias múltiples sesiones.

i) Laserterapia

Es un método que he experimentado en carne propia. El acné quístico manifiesto que tuve de adolescente me dejó cicatrices considerables en las mejillas. Estuve muchos años sin tratármelas, ya que me seguían saliendo granos de forma intermitente y mis ideas preconcebidas respecto al coste y al tiempo de recuperación me quitaron las ganas de tratármelas, hasta que hace unos años fui a Canadá para ampliar mi formación en láser. Mientras estaba allí, me hice el tratamiento (y, sinceramente, ¡me arrepiento de no habérmelo hecho antes!). Me pareció eficaz y las molestias fueron tolerables —la piel se me puso roja y se me peló durante varios días después del procedimiento—. Sin embargo, durante los meses siguientes se produjo una mejoría visible. Todavía me quedan algunas cicatrices leves, pero no me molestan, de manera que he decidido no someterme a más sesiones de momento (¡aunque en el futuro podría cambiar de idea!).

Existen múltiples tipos de laserterapia disponibles que pueden mejorar las cicatrices del acné. El mejor dispositivo láser para cada paciente depende del tipo de piel y de la naturaleza y la extensión de las cicatrices.

La regeneración de la superficie de la piel con láser para las cicatrices faciales deprimidas puede llevarse a cabo con láseres ablativos, como el Erbio: YAG (¡no te preocupes por el nombre!) y el de dióxido de carbono. Los láseres ablativos tienen una doble acción: destruyen la capa superficial de la piel (epidermis) y utilizan el calor para dañar las capas más profundas (dermis). El tratamiento provoca una respuesta de cicatrización en la piel.

Normalmente, de treinta a sesenta minutos antes del tratamiento se aplica una crema anestésica para dormir la zona. Tras el tratamiento y durante los días siguientes, es muy probable que la piel esté enrojecida, en carne viva e hinchada, y necesitará hidratación con regularidad con pomadas fuertes. La cicatrización puede tardar de siete a diez días, según el tipo y la profundidad del láser utilizado. El láser puede no ser el tratamiento preferible para la piel étnica, debido al riesgo de que se produzcan problemas de pigmentación tras el procedimiento; así pues, se requiere prudencia y un profesional experimentado.

Con el paso de los años, los dispositivos láser no ablativos han adquirido popularidad. Aunque no son tan eficaces como los ablativos, tienen un excelente perfil de seguridad y un menor tiempo de recuperación. Los láseres no ablativos no afectan a la epidermis, sino que utilizan calor para estimular la producción de nuevo colágeno en la dermis.

Los láseres ablativos actuales a menudo son «fraccionados». Esto significa que administran calor a la piel a través de numerosas columnas diminutas y profundas conocidas como zonas de tratamiento microtérmico, que están intercaladas con zonas de piel normal no tratada. La piel cicatriza más deprisa con este fraccionamiento que si se tratara la zona completa y la tasa de complicaciones también es mucho menor. A menudo son necesarias varias sesiones de tratamiento. Existen distintos láseres fraccionados no ablativos que se utilizan para las cicatrices del acné. Tienen unos nombres complicados (y no te aburriré con los detalles técnicos), pero entre los más frecuentes se incluyen el Erbio Glass de 1.540 nanómetros (nm), el Nd: YAG Q-switched (QS) de 1.064 nm, el de diodo de 1.450 nm y el Nd: YAG de 1.320 nm.

¿Quiénes no deberían someterse a tratamiento para las cicatrices del acné?

Si hay algún indicio de que el acné está activo, no hay que administrar tratamiento para las cicatrices. Si el acné persiste, seguirán apareciendo cicatrices a pesar del tratamiento. Por lo tanto, este será una pérdida de tiempo y de dinero, ya que intentarás en vano deshacerte de las cicatrices existentes, mientras te siguen apareciendo de modo continuo cicatrices nuevas. Además, muchos tratamientos para las cicatrices pueden provocar un brote del acné preexistente.

En esta situación, el tratamiento de la piel debería considerarse un proceso de dos pasos. Hay que desactivar el acné antes de embarcarse en el tratamiento de las cicatrices.

Cómo elegir a la persona adecuada para realizar los tratamientos de las cicatrices

En el caso de Gran Bretaña, para el tratamiento de las cicatrices del acné (y, de hecho, de cualquier cicatriz), es importante elegir a un profesional inscrito como dermatólogo o cirujano plástico en el registro de especialistas del General Medical Council. Seguramente, el mejor profesional para realizar los tratamientos de las cicatrices del acné es un dermatólogo estético. Si el acné está activo, el dermatólogo también es la única persona que podrá proporcionarte todos los medicamentos necesarios de venta con receta antes de iniciar los tratamientos de las cicatrices.

Al elegir a un dermatólogo estético, conviene asegurarse de que tiene acceso a la mayoría o la práctica totalidad de las opciones de tratamiento expuestas. Siendo realistas, a menudo es necesario combinar tratamientos para conseguir unos resultados óptimos; por lo tanto, es importante que tenga acceso a láseres. Antes de aceptar cualquier tratamiento, el dermatólogo debe explicarte los pros, los contras y las alternativas. A veces, aceptar múltiples sesiones de tratamientos más baratos y menos invasivos en lugar de una única sesión de un tratamiento que a primera vista parece caro puede ser un falso ahorro.

Alteraciones posinflamatorias

Con frecuencia, hay pacientes que acuden a mi consulta preocupados por unas marcas marrones o rojas que les han quedado en la piel después del acné. No obstante, al palpar la piel, la superficie está plana; no hay zonas de cicatrices elevadas ni hundidas. Estas marcas son muy frecuentes después del acné y, aunque a menudo se confunden con ellas, de hecho no representan cicatrices de verdad. Aparecen debido a la inflamación y con frecuencia son de color rojo en las pieles pálidas (eritema posinflamatorio) y marrón oscuro en las pieles pigmentadas (hiperpigmentación posinflamatoria).

Habitualmente, las alteraciones posinflamatorias desaparecen en cuestión de meses sin tratamiento. Las cremas y los geles de venta libre que contienen nicotinamida, ácido glicólico, ácido kójico, arbutina, vitamina C, ácido azelaico y retinoides pueden acelerar este proceso. Contrariamente a lo que comúnmente se cree, estos tratamientos y otros aceites faciales populares no mejorarán las cicatrices hundidas en las que el daño cutáneo es demasiado profundo. Siempre y cuando el acné ya no esté activo, las marcas rojas y marrones también pueden tratarse eficazmente en la consulta con micropunciones, *peelings* y láser.

POROS

Muchas personas estamos obsesionadas con el tamaño de los poros. Los espejos de aumento no ayudan y es fácil obsesionarse con estos agujeritos molestos, especialmente si eres una mujer con piel grasa. Hay muchas ideas falsas acerca de qué son los poros, qué función tienen y cómo se supone que podemos reducirlos. Aunque no son un problema cutáneo peligroso, los poros generan una gran preocupación estética y muchas mujeres vienen a verme en busca de tratamiento.

Así pues, veamos primero qué son los poros. Los poros son una parte natural de la estructura de la piel y el lugar en el que las glándulas sebáceas y los folículos pilosos emergen a la superficie de la piel. El mayor mito que he oído acerca de los poros es que podemos cambiar su tamaño. He perdido la cuenta del número de veces que he visto en Instagram a médicos de estética, blogueras y revistas ilustradas decir erróneamente que un producto o un tratamiento abre los poros o reduce los poros. Los poros no están rodeados exteriormente de músculos que puedan contraerse o relajarse para cambiar su tamaño.

Los poros son más visibles en las personas que tienen piel grasa y acné. En la mujer, los factores hormonales pueden desempeñar un papel destacado y existen estudios que demuestran que los poros se vuelven más prominentes durante la ovulación, posiblemente debido a un aumento repentino de la hormona progesterona. Los poros también pueden aparecer por primera vez en edad avanzada. La radiación ultravioleta y otros factores ambientales como la contaminación alteran el colágeno de la piel con el paso del tiempo. La pérdida del soporte estructural de la piel alrededor del poro puede hacer que este se vuelva más visible. Parece ser que la prominencia de los poros varía según el grupo étnico y que las mujeres chinas son las más afortunadas.

Aunque el tamaño real de los poros no puede modificarse, existen varios métodos que ayudan a que parezcan más pequeños. Hay poca evidencia científica y pocas personas han realizado ensayos clínicos amplios, pero existen varios métodos que utilizan comúnmente los dermatólogos que pueden hacer que los poros sean menos visibles.

a) Cremas de retinoides

Las cremas de retinoides tienen muchos beneficios y este es el motivo por el cual las menciono en varias secciones de este libro, por su eficacia en la prevención de los puntos negros, la despigmentación y la estimulación de la producción de nuevo colágeno. Los retinoides de venta con receta, como la tretinoína al 0,05 %, también pueden mejorar la apariencia de los poros. Realmente son los agentes milagrosos del cuidado de la piel.

Los retinoides pueden provocar sequedad e irritación y su uso debe ser gradual y progresivo. Si no toleras un retinoide sujeto a prescripción médica, entonces merece la pena que pruebes un retinol de venta libre (por ejemplo, con una concentración del 0,5 o 1 %). Es más débil, pero provocará menos problemas de sensibilidad cutánea.

b) *Peelings* químicos

Los *peelings* de ácido glicólico en concentraciones del 35 al 40 % realizados a intervalos regulares pueden ayudar a mejorar la apariencia de los poros. Los *peelings* con esta concentración deben llevarse a cabo en un entorno médico o clínico. La mayoría de las preparaciones de ácido glicólico de venta libre vienen con unas concentraciones considerablemente más bajas.

c) Medicamentos orales

Datos anecdóticos y de observación dejan entrever que determinados medicamentos orales pueden ayudar a mejorar la apariencia de los poros mediante la regulación de la producción de sebo. Entre ellos, se incluyen fármacos que reducen los niveles de andrógenos (hormonas masculinas) o retinoides orales en dosis bajas. Estos medicamentos solo deben tomarse con receta médica y bajo la supervisión de un dermatólogo.

d) Dispositivos láser, de ultrasonidos y de radiofrecuencia

Estos dispositivos administran calor o energía ultrasónica en las capas más profundas de la piel de manera controlada. De este modo, se genera la producción de nuevo colágeno y mejora la elasticidad de la piel, lo que reduce la apariencia de los poros. Aunque existen distintas opciones, el método más sencillo consiste en empezar con cremas tópicas o buscar el consejo de un dermatólogo estético que tenga acceso a distintos métodos de tratamiento, además de experiencia.

ROSÁCEA

El nombre de *rosácea* proviene del término latín *rosaceus,* que significa «de color rosa». Esta afección se denomina así porque uno de sus síntomas visibles más característicos es el enrojecimiento de la nariz y de las mejillas. La rosácea es probablemente el segundo problema cutáneo más frecuente por el que los pacientes acuden a mi consulta, pero es un problema curioso en la medida en que muchas personas afectadas no son conscientes de que es una enfermedad reconocida. Más bien, presuponen que, simplemente, da la casualidad de que su piel es más roja (y sensible) que la de los demás.

Analicemos la rosácea con mayor detalle.

¿Qué es la rosácea?

La rosácea es una enfermedad cutánea inflamatoria común que afecta a la cara. Se caracteriza por un enrojecimiento que suele aparecer y desaparecer, pero que con el tiempo puede volverse permanente. Otros rasgos característicos incluyen rubor frecuente, granos que pueden parecer acné y estar engrosados, y vasos sanguíneos visibles. Las personas que sufren rosácea también refieren problemas de sensibilidad cutánea. Con menor frecuencia, es posible que se produzca un engrosamiento de la piel, habitualmente de la nariz. No todo el mundo experimentará todos estos signos y síntomas, y su gravedad puede variar. La rosácea suele empeorar con el tiempo si no se trata.

La rosácea antes se conocía incorrectamente como *acné rosácea*. Este término ya no se utiliza, dado que ambas afecciones no están relacionadas. No existe ningún análisis de sangre ni prueba cutánea para detectar la rosácea, y el diagnóstico suele basarse en su aspecto.

¿Quién padecerá rosácea?

La típica persona que padece rosácea es una mujer, de treinta a sesenta años de edad, de piel clara o de origen celta. La rosácea es más frecuente en la mujer que en el hombre, pero cuando afecta a los hombres puede ser mucho más grave. Es más probable que los hombres experimenten engrosamiento de la piel, especialmente de la nariz (rinofima). La rosácea puede afectar a pieles más oscuras, pero es menos frecuente. También puede resultar difícil apreciar la intensidad del enrojecimiento en las pieles étnicas: el enrojecimiento no se nota tanto en la piel oscura como en la piel blanca.

¿Cuál es la causa de la rosácea?

La rosácea no se entiende bien. Todavía desconocemos su causa exacta, aunque se han propuesto varios factores, entre ellos la presencia de vasos sanguíneos hiperreactivos que se dilatan más fácilmente de lo que deberían. Otras posibilidades incluyen una respuesta inmunitaria anómala en la piel, la presencia de ácaros microscópicos conocidos como *Demodex*, la genética y la presencia de factores inflamatorios. Lo más probable es que todos estos factores desempeñen un papel destacado en la causalidad de esta enfermedad.

¿La rosácea afecta a alguna otra zona del cuerpo, aparte de la cara?

La rosácea es una enfermedad que afecta predominantemente a la parte central de la cara: nariz, mejillas y mentón. En algunas personas también puede afectar a los ojos y se denomina *rosácea ocular*. Puede dar lugar a ojos llorosos, rojos e irritados. La piel de los párpados puede hincharse y a menudo aparecen orzuelos.

La investigación médica que se está llevando a cabo sobre la rosácea deja entrever que también podría estar relacionada con otras enfermedades asociadas a la inflamación. También se ha vinculado con la migraña y el reflujo gastrointestinal, que puede causar ardor de estómago. Las personas que padecen rosácea grave pueden tener un mayor riesgo de enfermedades del corazón.

¿La rosácea tiene cura?

Desafortunadamente, la rosácea es una enfermedad crónica, de manera que no tiene cura. Presenta ciclos de remisión (en los que puede mejorar) y brotes (en los que puede empeorar). Con el tiempo, es posible que la afección empeore si no se administra tratamiento. Ahora bien, puede mantenerse bajo control con distintos métodos.

¿Qué hace que la rosácea empeore?

Hay varios desencadenantes bien conocidos que pueden empeorar la rosácea. El mayor culpable es la exposición al sol, que puede afectar a la piel en más del 80 % de las personas que padecen esta afección. Otros desencadenantes frecuentes son el estrés emocional, los cambios de temperatura o las temperaturas extremas, el viento, el ejercicio, el alcohol, el queso, la comida picante, las bebidas calientes y determinados productos del cuidado de la piel (que se exponen en detalle a continuación).

¿Cómo se trata la rosácea?

Uno de los elementos cruciales del tratamiento de la rosácea es la protección adecuada contra el sol. Es fundamental utilizar a diario protector solar con FPS 30 como mínimo, que proporcione protección contra los rayos UVA y UVB del sol. La exposición al sol puede precipitar la afección y esta medida fundamental debe incorporarse a la rutina diaria. Los rayos ultravioleta atraviesan las nubes, de manera que hay que utilizar protector solar también durante los meses de invierno.

También hay varios agentes de venta con receta y otros tipos de tratamiento para controlar la rosácea.

a) Cremas y geles

Existen varios tratamientos en crema para la rosácea. Estos pueden reducir los granos que responden a un proceso inflamatorio y el enrojecimiento, mejorar la sensibilidad cutánea, y aminorar el número y la intensidad de los brotes. Entre ellos se incluyen los siguientes agentes:

- Ácido azelaico
- Ivermectina
- Brimonidina
- Metronidazol

b) Medicamentos orales

La rosácea inflamatoria, que consiste en la presencia de muchos granos rojos (pápulas y pústulas), responde bien a los antibióticos orales. Hay que tomarlos durante tres o cuatro meses, o hasta conseguir la remisión. Los antibióticos habituales incluyen las tetraciclinas y la eritromicina. Estos fármacos en concreto se han utilizado durante décadas y tienen un buen perfil de seguridad. En el contexto de la rosácea, los antibióticos se utilizan más por sus efectos antiinflamatorios que por sus efectos antibacterianos.

En los casos graves de rosácea, puede utilizarse isotretinoína (Roacután) para reducir los granos y la inflamación. Suele utilizarse en dosis más bajas que para el tratamiento del acné y puede producir buenos resultados. Es necesario un control riguroso, supervisado por un dermatólogo experimentado.

El rubor puede provocar una enorme frustración a muchas personas y existen comprimidos orales que pueden ayudar a aliviar este síntoma. Para controlar este aspecto difícil de la rosácea suelen recetarse medicamentos como la clonidina y el propranolol.

c) Tratamientos con láser y luz

Estos tratamientos pueden ser muy eficaces para el enrojecimiento y los vasos sanguíneos dilatados (telangiectasia) asociados con la rosácea. Los más utilizados son la luz pulsada intensa (LPI) y el láser decolorante pulsado (LCP). Es necesario un ciclo de tratamiento, que podría oscilar entre tres y seis sesiones realizadas a intervalos de un mes a seis semanas. A menudo, el enrojecimiento vuelve a aparecer y puede ser necesario tratamiento de mantenimiento (por ejemplo, anual). Los tratamientos no son especialmente dolorosos y puede realizarlos un dermatólogo estético con experiencia en láser. La ventaja de acudir a un dermatólogo es que también podrá atender otros aspectos de la rosácea, como recetar cremas y tratamientos orales apropiados. Antes de solicitar una cita, asegúrate de que tu dermatólogo tiene acceso a dispositivos láser y de luz.

¿Qué deberías evitar?

En la rosácea es fundamental evitar los desencadenantes. Cuando no sea posible, la mejor opción es limitarlos. Evitar el sol y utilizar una protección adecuada es útil para todo el mundo, pero es muy probable que otros desencadenantes dependan de cada persona.

Muchas personas con rosácea pueden ser sensibles a algunos ingredientes de los productos del cuidado de la piel. Conviene probar primero cualquier cosmético nuevo en una pequeña zona de piel para asegurarse de que no provoca enrojecimiento, ardor ni irritación. El lugar más apropiado para hacerlo es detrás de la oreja, en la parte lateral del cuello o en la zona de los antebrazos en la que no hay vello.

Puede resultar útil evitar los productos del cuidado de la piel que contienen alcohol, *Hamamelis virginiana*, mentol, alcanfor, fragancia, menta, eucalipto, propilenglicol, parabenos, lauril sulfato de sodio, ácido glicólico y ácido salicílico. Las cremas con retinoides, que se emplean a menudo por sus propiedades antienvejecimiento, deben utilizarse con prudencia.

¿Qué tipo de protector solar debería utilizar?

No me cansaré de repetir que las personas con rosácea deben utilizar a diario protector solar de amplio espectro, con un FPS 30 como mínimo, incluso durante los meses de invierno. Dado que el producto se utilizará cada día, no debe irritar la piel. Con frecuencia, los protectores solares que contienen dimeticona o ciclometicona se toleran mejor que aquellos que no contienen estas sustancias. Si no, muchas personas que padecen rosácea encuentran que los protectores solares minerales o físicos les van mejor que los que contienen sustancias químicas. Estos productos pueden identificarse fácilmente, ya que suelen contener titanio o zinc.

¿Cómo debo cuidar mi piel?

El régimen de cuidado de la piel de una persona con rosácea tiene que ser relativamente sencillo. Cuanto más se manipule la piel y más capas de productos se apliquen, mayor es la posibilidad de que se produzca una irritación innecesaria.

Hay que lavarse la piel por la mañana y por la noche. El limpiador ideal es aquel que apenas deja residuos, es «no comedogénico» y tiene un pH neutro o ligeramente ácido. En general, deben evitarse los exfoliantes y los tónicos. Si utilizas un limpiador que requiere aclarado, lávate con agua fresca o tibia. Algunos ejemplos de productos apropiados son Avène Extremely Gentle Cleanser, La Roche-Posay Toleriane Cleanser, Eucerin Redness Relief Soothing Cleanser y CeraVe Hydrating Cleanser.

Es importante hidratarse a diario por la mañana y por la noche, si es necesario, para mantener la suavidad y la elasticidad de la piel. Algunas personas con rosácea tienen la piel seca por naturaleza y otras utilizan medicamentos de venta con receta que pueden provocar sequedad cutánea. La humectación habitual de la piel (por ejemplo, con La Roche-Posay Rosaliac Anti-Redness Moisturizer) mejorará la hidratación y la función de barrera natural de la piel. Opta por cremas en lugar de lociones.

¿Qué tipo de maquillaje puedo utilizar?

Las personas con rosácea deberían evitar los cosméticos a prueba de agua, ya que a menudo para eliminarlos hay que utilizar disolventes que pueden causar irritación. El maquillaje mineral, como Dermablend Cover Crème Foundation o Colorescience, es útil porque con frecuencia contiene ingredientes inertes. El enrojecimiento prominente puede disimularse con el uso de productos que contienen tinte verde. Si no, puede aplicarse una prebase verde sobre la piel antes de aplicar una base de maquillaje sin aceite.

¿La alimentación puede ayudar?

Se ha sugerido que el alcohol, el queso, la comida picante y las bebidas calientes son factores desencadenantes de rosácea, y que la reducción de su consumo puede ayudar a la piel. Asimismo, tanto la cayena como los pimientos rojos podrían ser desencadenantes, además de los cítricos y los tomates.

Parece que el aporte complementario de ácidos grasos omega 3 y aceite de linaza en la dieta ayuda a reducir la rosácea ocular y cumplir un papel destacado en la reducción de la inflamación de la piel.

¿Cuáles son los efectos psicológicos de la rosácea?

El enrojecimiento y los granos faciales pueden tener un enorme impacto sobre el bienestar emocional. La rosácea puede ser estigmatizante, ya que mucha gente cree incorrectamente que está relacionada con el consumo excesivo de alcohol. El estrés emocional puede desencadenar rubor, que en ocasiones es motivo de vergüenza para quienes padecen esta afección. También se han observado casos de ansiedad y depresión asociadas a la rosácea.

Una paciente vino a verme a la consulta preocupada porque el enrojecimiento de su piel había empeorado a lo largo de los últimos veinte a treinta años. A medida que había empeorado, ella se había vuelto más acomplejada, hasta el punto de que cambió de empleo para poder trabajar desde casa a jornada completa y evitar así el contacto diario con los demás. Durante ese periodo de tiempo considerablemente largo, no fue consciente en absoluto de que padecía rosácea o, de hecho, de que existían tratamientos. Un cuidado correcto de la piel, tratamientos de venta con receta y el láser le cambiaron la vida, pero su historia demuestra claramente los efectos psicológicos de las enfermedades de la piel y el tremendo impacto que pueden tener en la vida cotidiana.

¿Cuándo debería acudir al médico?

Cualquier afección cutánea que limite la vida cotidiana o la interacción social, o que provoque problemas en el estado de ánimo o de seguridad en uno mismo, debería comentarse con el médico de cabecera o con el dermatólogo. Si los granos, el enrojecimiento, el rubor o la sensibilidad cutánea no mejoran con productos del cuidado de la piel de venta libre, eso significa que merece la pena hablar con un médico. Si el médico de cabecera te ofrece tratamiento y la piel no mejora al cabo de cuatro o seis semanas, plantéate buscar la opinión de un dermatólogo estético con acceso a LPI y tecnología láser.

PIGMENTACIÓN

Los problemas de pigmentación son una de las principales razones por las cuales las pacientes acuden a mi consulta de dermatología. Pueden generar mucha preocupación estética y afectar a la calidad de vida, especialmente cuando la sociedad valora la piel tersa y sin imperfecciones como una señal de salud y belleza. Existen dos tipos principales de problemas de pigmentación: el melasma y las manchas de envejecimiento (lentigo solar).

Recientemente, vi a una paciente de cuarenta y pico afectada por unas manchas oscuras en la frente, las mejillas y el labio superior, que habían aparecido hacía siete años durante su último embarazo.

Estaba muy acomplejada, especialmente por la piel del labio superior, ya que tenía la sensación de que parecía que tuviera bigote. Se negaba a salir de casa sin una capa gruesa de maquillaje y era reacia a desmaquillarse, incluso en casa delante de su marido y sus hijos pequeños. Una historia conocida: se había gastado un montón de dinero en cosméticos de venta libre que prometían aclarar la piel, pero no había notado ninguna mejoría. Tenía la autoestima por los suelos y finalmente había decidido buscar ayuda. Padecía una afección denominada melasma, por la que posteriormente la traté y la ayudé a mejorar su calidad de vida.

Melasma

El melasma es un trastorno adquirido crónico de la piel que se caracteriza por una pigmentación simétrica de color marrón que suele afectar a la cara. La mayoría de los casos se observan en mujeres y puede traducirse en un estrés social y emocional considerable para la persona afectada. Suele aparecer entre los veinte y los cuarenta años de edad, y es más frecuente en las pieles aceitunadas o más oscuras. Normalmente, las zonas afectadas incluyen la frente, las mejillas y el labio superior. Existen varios desencadenantes reconocidos, entre ellos la exposición al sol, el embarazo, los tratamientos hormonales (píldora anticonceptiva mixta, dispositivos intrauterinos, implantes, etcétera), ciertos medicamentos y una baja actividad de la glándula tiroidea.

El melasma tiene un aspecto muy característico y su diagnóstico no requiere pruebas adicionales. Puede haber depósitos de pigmentación densa en la epidermis (capa superior) o la dermis (capa inferior), pero a menudo están afectadas ambas capas de piel. A veces, los dermatólogos realizan una exploración con una lámpara de Wood (un tipo de lámpara de luz ultravioleta) para intentar determinar en qué capa se encuentra el pigmento. Si el melasma afecta predominantemente a las capas superiores de la piel, es más probable que responda a los tratamientos en crema que si es más profundo.

El melasma puede ser recurrente y resistente al tratamiento, lo que hace que sea difícil de tratar. En la mayoría de las personas, los tratamientos pueden dar unos resultados razonables o buenos, pero es muy probable que con el tiempo la afección vuelva a aparecer. Lamentablemente, no existe una cura definitiva.

Tratamientos para el melasma

a) Cremas y geles

Hidroquinona. Los fármacos de venta con receta que contienen hidroquinona al 2-5 % son el tratamiento de referencia para el melasma. La hidroquinona actúa bloqueando la vía química que produce melanina (pigmento). La crema de hidroquinona se aplica por la noche sobre las zonas afectadas durante tres o cuatro meses. Habitualmente, los dermatólogos recetan la hidroquinona en combinación con agentes retinoides (tretinoína) para mejorar su penetración y con un corticosteroide tópico suave para reducir la irritación. Aproximadamente el 25 % de las personas que utilizan esta combinación experimentan ardor e irritación de la piel. Esto no es motivo para interrumpir totalmente el tratamiento, pero su uso deberá ser gradual y progresivo según se tolere. Los productos elaborados con hidroquinona no deben utilizarse durante periodos de tiempo prolongados, ya que existe el riesgo de ocronosis, una pigmentación gris azulada permanente de la piel.

Generalmente, la hidroquinona se considera un agente seguro para el aclaramiento de la piel. En el año 2000, la Unión Europea prohibió su uso en los cosméticos aclaradores de la piel de venta libre, debido a la constatación de que se estaba utilizando en zonas mucho más extensas de la piel y durante periodos más largos de lo que se consideraba seguro. Solo debería adquirirse con receta, aunque una búsqueda rápida en internet demuestra que puede obtenerse *online*, lo cual es alarmante. Desaconsejo encarecidamente esta práctica arriesgada, ya que no podemos estar seguros de la pureza del producto.

b) Principios activos naturales

Ácido kójico. Procede de una especie fúngica y tiene una larga historia en Asia como agente aclarador de la piel. Para obtener resultados, son necesarias concentraciones del 1 al 4 % y los productos deben utilizarse dos veces al día durante dos meses. Con frecuencia, se utiliza en combinación con otros agentes, como la arbutina, el ácido glicólico, el extracto de regaliz y la vitamina C. Algunos productos que merece la pena probar son Mario Badescu Mascarilla Blanqueadora y Sesderma Kojicol Plus Gel Despigmentante.

Glabridina (extracto de regaliz). El principal principio activo del extracto de regaliz es la glabridina al 10-40 %. Con frecuencia, también se encuentra en combinación con otros agentes, como la arbutina, el ácido kójico, la vitamina C y el extracto de mora. Hay varios productos elaborados a base de glabridina en el mercado, entre ellos Ren Radiance Perfection Serum y NeoStrata Enlighten Pigment Lightening Gel.

Arbutina. Esta sustancia se extrae de la gayuba y tiene que utilizarse en concentraciones como mínimo de un 1 % para que los productos tengan efectos aclaradores. Prueba iS Clinical White Lightening Complex, Eve Lom Brightening Cream y The Ordinary Alpha Arbutin 2 % + HA.

Nicotinamida. La nicotinamida (vitamina B_3) tiene varios efectos cuando se utiliza en cremas y geles. Regula la producción de sebo y actúa como antiinflamatorio, pero también puede emplearse para aclarar la piel. Entre mis productos favoritos se encuentran The Ordinary Niacinamide 10 % + Zinc 1 % y Paula's Choice Resist 10 % Niacinamide Booster.

Soja. La soja natural contiene una proteína que puede interactuar con la vía de la melanina y se ha utilizado en productos hidratantes para igualar el tono de la piel. La proteína activa se degrada con la pasteurización, de manera que el efecto solo se da en la leche de soja fresca.

Vitamina C. La vitamina C tópica afecta a la producción de pigmento, pero no todas las formas de la vitamina (y existen muchas) son eficaces en el ámbito fisiológico. Si es posible, opta por productos que contengan ascorbil fosfato de magnesio (MAP), ascorbil-6-palmitato, disodium isostearyl 2-o-L-ascorbyl phosphate y sulfato de ácido ascórbico. La vitamina C es inestable y a menudo se combina con soja y regaliz para obtener efectos despigmentantes. Lo ideal son concentraciones hasta del 20 %; una concentración más alta provocará una irritación importante. Los productos que debes buscar son Obagi Professional-C Serum, The Ordinary Magnesium Ascorbyl Phosphate 10 % y Skinceuticals C E Ferulic.

Ácido glicólico. Procede de la caña de azúcar y tiene importantes efectos aclaradores. Está disponible en distintas concentraciones y existen múltiples cremas, limpiadores y tónicos de venta libre, que habitualmente contienen ácido glicólico al 4-10 %, por ejemplo Pixi Glow Tonic Exfoliating Toner, Vichy Idealia Peeling, Jan Marini Bioglycolic Face Cleanser y Neostrata Espuma Limpiadora.

El ácido glicólico también puede utilizarse como *peeling* químico médico, solo en la consulta, en concentraciones del 30-70 %. Lo ideal es empezar con concentraciones bajas e ir aumentándolas gradualmente para evitar la irritación de la piel, especialmente en la piel pigmentada. El ácido glicólico funciona bien en combinación con la hidroquinona, ya que el ácido potencia la penetración de la hidroquinona a través de las capas de la piel.

Ácido azelaico. Tiene distintas aplicaciones y se utiliza también para tratar la rosácea y el acné. En concentraciones del 15-20 % dos veces al día durante seis meses también puede mejorar la pigmentación. El ácido azelaico se vende con receta, aunque existen preparaciones más débiles de venta libre, como The Ordinary Azelaic Acid Suspension 10 % y Paula's Choice Clear Skin Clearing Treatment.

Retinoides. Se ha demostrado que los retinoides tienen cierta actividad para reducir la pigmentación asociada al melasma. La tretinoína es el retinoide más eficaz y se combina a menudo con la hidroquinona, pero solo se vende con receta. Existen versiones más débiles, como las cremas de retinol, que se comercializan sin receta. Prueba The Ordinary Retinol 1 % y Medik8 Retinol 10 TR Serum.

Todos los tratamientos para el melasma que se han propuesto antes son opciones que pueden probarse en casa. No obstante, si los ha utilizado durante como mínimo tres meses y no ha observado una mejoría evidente, eso significa que puede ser necesaria una intervención médica. A continuación, se exponen este tipo de intervenciones.

c) Tratamientos clínicos

Peelings *químicos*. Los *peelings* químicos se exponen con mayor detalle en el capítulo 7, «Tratamientos antienvejecimiento». Tienen distintas aplicaciones, entre ellas la regeneración de la superficie de la piel y el tratamiento de la pigmentación. A cualquiera de mi generación, los *peelings* químicos le harán pensar en Samantha de *Sexo en Nueva York* y su cara enrojecida e irritada. En realidad, los *peelings* químicos son una manera adecuada de tratar problemas específicos de la piel y, por mi experiencia, producen resultados muy buenos para la pigmentación; casi nunca me decepcionan.

Peelings químicos es una expresión genérica que engloba una gran cantidad de ingredientes que pueden aplicarse en la piel para provocar la exfoliación y la descamación. Están disponibles para actuar en distintas profundidades, según la capa de piel que haya que tratar.

La realización de un *peeling* suele llevar unos veinte minutos. Primero se limpia la piel y luego se aplica una solución química para eliminar las células cutáneas y estimular el crecimiento de piel nueva y sana. Al aplicarlo, la persona puede notar una sensación de tirantez o escozor de la piel. El *peeling* se deja en contacto con la zona afectada durante minutos u horas, según el agente utilizado. Normalmente, con el uso de los *peelings* químicos para el melasma, la piel puede enrojecer, pelarse y descamarse durante un periodo que llega a los siete días, hasta que sale la piel nueva.

Después de someterse a un *peeling,* es muy importante tener cuidado con la exposición al sol y utilizar protector solar con FPS alto (30 como mínimo, 50 idealmente) durante al menos cuatro semanas. La piel nueva es más vulnerable al daño de los rayos ultravioleta que antes del *peeling*. Existe un alto riesgo de que la pigmentación vuelva a aparecer rápidamente, y si no se tiene cuidado, posiblemente será peor que antes del tratamiento.

Entre los agentes que se utilizan comúnmente en los *peelings* para el melasma se incluyen el ácido salicílico, el ácido glicólico, el ácido tricloroacético (10-30 %) y la tretinoína. Algunos productos contienen una mezcla de agentes aclaradores y ácidos para obtener unos resultados óptimos.

Con los *peelings* químicos existe el riesgo de ausencia de respuesta, posible empeoramiento de la pigmentación, la infección y las cicatrices. Así pues, ni que decir tiene que siempre deberías buscar el consejo de un dermatólogo cualificado que pueda ofrecerte y realizar distintos *peelings* (y que esté capacitado para llevar a cabo tratamientos con láser si es necesario).

Láser. Los tratamientos con láser en el melasma son una cuestión polémica, principalmente porque el láser puede producir unos resultados imprevisibles y su uso podría empeorar la pigmentación. Para las interesadas, existen distintos tipos de láser que se han utilizado para el melasma, entre ellos el Nd: YAG Q-switched, el amarillo dual (de nuevo, ¡no te dejes asustar por los nombres técnicos!), el Alejandrita de 755 nm y el fraccionado de 1.550 nm. Con frecuencia, hay que reducir la energía del láser para evitar la inflamación de la epidermis, que puede agravar los problemas de pigmentación. Además del láser, también pueden utilizarse algunos dispositivos de luz, como el de LPI.

Los tratamientos con láser se aplican en casos de melasma y a menudo se combinan con *peelings* y tratamientos tópicos para obtener unos resultados óptimos. Frecuentemente, es necesario un ciclo de tratamiento para aclarar el melasma rebelde.

Al elegir a un profesional, es importante buscar a alguien con conocimientos acerca de todas las posibles opciones de tratamiento y capaz de utilizar la mayoría de los métodos descritos, si no todos. De nuevo, si padeces melasma y tienes piel étnica, deberás preocuparte de buscar a alguien con experiencia en el tratamiento de pieles más oscuras.

Ácido tranexámico. Existen datos que dejan entrever que el ácido tranexámico, ya sea inyectado en la piel o por vía oral (240 miligramos dos veces al día), puede desempeñar un papel importante en el tratamiento del melasma. Todavía no se considera un tratamiento habitual, ya que el fármaco administrado por vía oral puede retrasar la descomposición de los coágulos de sangre y, en algunas personas, esto podría generar trombosis y otras complicaciones en la coagulación.

Prevención

El protector solar sigue siendo el pilar de la prevención del melasma. Existen abundantes evidencias científicas que demuestran que la luz ultravioleta del sol (rayos UVA y UVB) puede precipitar esta afección y agravarla. Más recientemente, también se han publicado datos que implican a la luz visible en la aparición del melasma y la pigmentación en pieles más oscuras.

Así pues, el protector solar ideal debe tener un factor alto, FPS 50, y proteger contra los rayos UVA, UVB y la luz visible de alta energía. Una buena opción es Heliocare 360º Gel. Si no, lo apropiado es un protector solar mineral que contenga zinc o titanio con FPS 50. Las personas con melasma deben utilizar el protector solar diariamente como parte de su cuidado habitual de la piel.

MANCHAS DE ENVEJECIMIENTO (PECAS, LENTIGO SOLAR, «MANCHAS HEPÁTICAS»)

Frecuentemente, en las zonas expuestas al sol de las personas de piel clara aparecen manchas marrones. No obstante, estas manchas también pueden darse en las personas que se ponen morenas con facilidad o que tienen una piel más oscura. Normalmente, aparecen en la cara, el pecho, el antebrazo y el dorso de la mano. Se vuelven más prominentes con el paso del tiempo y con la edad, y son el resultado de la exposición acumulada al sol a lo largo de los años. Las zonas afectadas no son necesariamente simétricas y su distribución puede ser irregular o diseminada. A veces, hay otros indicios asociados de daño solar, como líneas, arrugas o piel «crepé» (como el papel crepé). No suele considerarse una afección crónica y con frecuencia responde bien al tratamiento.

Tratamiento

Las estrategias de tratamiento para aclarar las manchas de envejecimiento son muy parecidas a las del melasma.

a) Cremas y geles

Con frecuencia, para aclarar estas manchas se utilizan cremas con retinoides e hidroquinona. Puede que haya que esperar hasta tres meses para percibir algún beneficio. La tretinoína, de venta con receta, es el patrón de referencia y su eficacia está avalada por abundantes datos científicos. Sin embargo, existen productos útiles de venta libre que pueden probarse, entre ellos The Ordinary Retinol 1 % y Retriderm Max Vitamin A Ultra 1.0 % Retinol Skin Serum.

b) Crioterapia

Las manchas de envejecimiento solitarias o unas cuantas manchas aisladas pueden eliminarse mediante congelación en cuestión de segundos con nitrógeno líquido a una temperatura de 196 grados bajo cero. El tratamiento provoca una sensación de frío y dolor, y las zonas tratadas pueden ampollarse durante los días siguientes y al calmarse pueden presentar un color más pálido que el de la piel circundante. Debo hacer hincapié en que este procedimiento solo debe llevarlo a cabo un profesional cualificado, como un dermatólogo o un médico de cabecera capacitado, pero es totalmente seguro y es un tratamiento muy habitual.

c) *Peelings* químicos

Los mismos *peelings* que se han expuesto antes para el melasma pueden utilizarse para tratar las manchas de envejecimiento.

d) Luz y láser

La LPI es uno de los tratamientos más frecuentes y consiste en un haz de luz suave. Se utiliza por su capacidad para aclarar las manchas de envejecimiento de la cara y el pecho. Con frecuencia, puede ser necesario un ciclo de tres a seis sesiones, según la gravedad y la respuesta. Los tratamientos se llevan a cabo a intervalos de cuatro a seis semanas y se tarda de veinte a treinta minutos en tratar toda la cara. El tratamiento no es doloroso, pero la sensación es como la de una goma elástica caliente que impacta de forma intermitente contra la piel. Es importante utilizar protector solar durante el mes siguiente al tratamiento. La piel tratada puede estar roja durante un día y presentar hinchazón leve durante unos días.

También pueden utilizarse láseres para tratar las manchas de envejecimiento. Entre estos se incluyen el Nd: YAG Q-switched, el láser de rubí Q-switched, el Fraxel Dual (de 1.550 nm a 1.927 nm) o láseres ablativos como el Erbio: YAG o el de dióxido de carbono. Pregúntale siempre a tu dermatólogo qué tipo de tratamiento con láser te recomienda y por qué ha elegido ese tipo en concreto.

Prevención

Las manchas de envejecimiento aparecen principalmente como consecuencia de la exposición al sol, de manera que ni que decir tiene que la protección solar es fundamental para su prevención. Después de cualquier tratamiento, es importante utilizar un factor de protección alto (se recomienda FPS 30-50), del mismo modo que se haría en el caso de los tratamientos del melasma.

Muchas pacientes se hacen tratamientos de mantenimiento anuales, como *peelings* o LPI, para evitar la aparición de nuevas manchas de envejecimiento.

OJERAS

Las ojeras (melanosis periorbitaria o hiperpigmentación periorbitaria) son otra afección frecuente que ven los dermatólogos. Afecta a ambos ojos y normalmente a la piel de los párpados inferiores. A menudo, las personas que padecen esta afección tienen la sensación de que parece que estén extremadamente cansadas, resacosas o tristes.

Causas

Las ojeras pueden aparecer por varias razones. Suelen ser más frecuentes en las pieles étnicas, las personas con predisposición genética y en edades avanzadas. No obstante, pueden ser el resultado de otros problemas cutáneos (por ejemplo, alergias, eccema, melasma) o problemas médicos (como la enfermedad tiroidea o la rinitis alérgica primaveral).

Las ojeras prominentes pueden ser el resultado de una pigmentación excesiva de la piel, la pérdida de tejido adiposo en el párpado o en el contorno de los ojos, unos párpados hinchados, el adelgazamiento de la piel y un sombreado prominente debido a laxitud cutánea. Aunque estos factores están controlados en parte por la genética de cada persona, otros factores como el envejecimiento, el tabaquismo, la fatiga, la deshidratación e incluso la menstruación también pueden desempeñar un papel destacado.

Tratamientos

Dado que las ojeras pueden tener varias causas, merece la pena acudir primero al médico de familia o al dermatólogo para someterse a una evaluación, a fin de poder descartar otras causas médicas.

Hay varias opciones disponibles para el tratamiento de las ojeras, pero la verdad es que puede suponer un desafío y con frecuencia no basta con una única sesión; puede ser necesario un ciclo. Además, habitualmente es necesario aplicar a una misma persona distintos tipos de tratamiento para obtener unos resultados significativos.

Factores del estilo de vida

Antes de lanzarse directamente a un tratamiento médico, puede ser útil abordar algunos factores del estilo de vida.

- Duerme un número suficiente de horas cada noche; para la mayoría de la gente son unas ocho horas. El sueño de mala calidad o la falta de sueño pueden empeorar las ojeras.
- Debes llevar una alimentación sana y limitar el consumo de alcohol y alimentos salados. Estos pueden provocar deshidratación e hinchazón y hacer que las ojeras sean más prominentes.
- La luz ultravioleta (¡siempre tiene la culpa!) puede empeorar las ojeras, de manera que es totalmente indispensable utilizar a diario un protector solar con FPS alto diseñado para la zona de los ojos (por ejemplo, Skinceuticals Mineral Eye UV Defense SPF 30).
- Es igualmente importante invertir en unas gafas de sol de buena calidad que lleven la marca CE (esto significa que cumplen las

normas de calidad de la Unión Europea). Un buen vendedor o tu óptico habitual te podrán aconsejar al respecto si tienes alguna duda a la hora de comprártelas.

Camuflaje

Puede que no todo el mundo quiera someterse a tratamientos médicos que pueden ser invasivos, y algunas personas tienen suficiente con disimular las ojeras. Los productos para disimular las ojeras deben ser a prueba de agua, tener capacidad de retención y proporcionar una alta cobertura. Los correctores de color pueden ser útiles antes de aplicar el producto. Los tonos rosa y melocotón ayudarán a neutralizar la coloración oscura y las venas visibles en la piel clara; los tonos naranja y rojo pueden ayudar a disimular la coloración oscura en pieles de tonos más intensos. Para obtener un resultado natural, hay que combinarlos. Hay muchos correctores de ojeras buenos en el mercado y la elección dependerá principalmente de las preferencias personales. Mis recomendaciones personales incluyen MAC Studio Finish SPF 35 Concealer, NARS Creamy Concealer y Dermablend Smooth Liquid Camo Concealer.

Tratamientos médicos

a) Cremas y geles

Para la mayoría de las personas, la manera más práctica de tratar las ojeras es con la aplicación de cremas o agentes tópicos. Muchos están avalados por un número escaso de ensayos científicos, pero basándome en mi experiencia personal, yo diría que son eficaces para reducir la cantidad de pigmento o melanina en la piel, además de mejorar la apariencia de oscuridad, sombras o pigmentación. Pueden utilizarse distintos agentes, a menudo combinados.

Cuando busques productos aclaradores de venta libre, pueden ser útiles aquellos que contienen los siguientes ingredientes:

- Vitamina C (ácido ascórbico, ascorbato de sodio)
- Arbutina
- Ácido kójico
- Soja
- Extracto de regaliz
- Extracto de mora
- Aloesina
- Nicotinamida
- Ácido azelaico
- Retinol

Es muy probable que los productos de venta con receta contengan hidroquinona (2-4 %) y retinoides. Pueden provocar irritación en la zona delicada del contorno de los ojos y, por lo tanto, su uso deberá ser gradual y progresivo, según las indicaciones del dermatólogo.

b) *Peelings* químicos

Los *peelings* químicos se utilizan con frecuencia para tratar distintos problemas de pigmentación facial, entre ellos el melasma y las manchas de envejecimiento, tal como se ha expuesto antes. En la zona de debajo de los ojos, habría que evitar los *peelings* profundos debido al riesgo de cicatrices y de empeoramiento de la pigmentación, pero una serie de *peelings* suaves puede ser útil en cierta medida con el tiempo. Los *peelings* que se emplean habitualmente en esta zona incluyen el ácido tricloroacético (ATC) al 3-6 %, el ácido láctico, el ácido mandélico y el ácido glicólico. Producen descamación leve de la piel durante unos días, pero las actividades normales pueden reanudarse enseguida.

c) Micropunción

La micropunción es un procedimiento mínimamente invasivo, en el que se utiliza un dispositivo con pequeñas agujas para realizar punciones diminutas en la piel. No es doloroso, ya que se lleva a cabo tras la aplicación de crema anestésica. Con frecuencia, puede combinarse con *peelings* químicos, dado que la micropunción aumentará la penetración y, por lo tanto, la actividad del *peeling*. Tras el procedimiento, habrá enrojecimiento e hinchazón, que pueden tardar unos días en remitir, dado que la piel del contorno de los ojos es fina.

La combinación de la micropunción con otro procedimiento conocido como terapia con plasma rico en plaquetas (PRP) también ha adquirido popularidad para las ojeras, pero la evidencia científica al respecto es escasa. El PRP salió en los medios de comunicación convencionales después de que Kim Kardashian colgara fotos de su «vampiro facial» para el rejuvenecimiento en las redes sociales. El procedimiento implica la toma de una muestra de sangre que a continuación se coloca en una centrifugadora. Se extraen plasma rico en plaquetas y factores de crecimiento, que se aplican en la piel tras la micropunción. A menudo, es necesaria más de una sesión de tratamiento y los resultados son variables.

d) Láseres

Pueden utilizarse láseres que actúan sobre el pigmento, como el de rubí Q-switched, el Alejandrita Q-switched y el Nd: YAG de 1.064 nm, además del Fraxel de 1.550 nm. Los tratamientos producen resultados variables y a menudo son necesarios múltiples ciclos. Dado que el ojo es vulnerable a las lesiones por láser, los tratamientos solo debería llevarlos a cabo un profesional experimentado. Es sumamente importante utilizar protección apropiada para los ojos, como protectores oculares.

e) Rellenos dérmicos

Si las ojeras son consecuencia del proceso natural de envejecimiento, que se traduce en la pérdida de grasa debajo del ojo, entonces pueden inyectarse o colocarse debajo del ojo pequeñas cantidades de relleno dérmico —que habitualmente contiene ácido hialurónico— con un instrumento romo denominado *cánula*. Las cánulas están adquiriendo popularidad para la colocación de rellenos en esta zona, ya que se consideran más seguras. Los rellenos pueden alisar la piel y aportar volumen, lo que se traduce en un aspecto mejorado; este tratamiento habitual con rellenos corrige el surco nasoyugal.

Existe el riesgo de hinchazón, moretones y bultos, así como, en teoría, de ceguera. Sin embargo, esta última complicación es extremadamente rara y el procedimiento es muy seguro cuando lo realiza de manera correcta un profesional experimentado. El resultado no es permanente y es muy probable que los rellenos duren unos doce meses, según el producto utilizado.

Antes de solicitar una cita para someterse a este procedimiento, pregúntale a la persona que va a inyectarte el relleno qué formación tiene y cuántos procedimientos ha realizado.

f) Transferencia de grasa

Si las ojeras han aparecido debido a una pérdida considerable de grasa debajo de los ojos, y como consecuencia hay un marcado hundimiento de esa zona, entonces una opción puede ser la transferencia de grasa (aunque no corregirá directamente la pigmentación). Puede tomarse grasa de otro lugar del cuerpo e injertarse o inyectarse en la zona de debajo de los ojos. Este procedimiento solo debe llevarlo a cabo un cirujano plástico.

El tratamiento de las ojeras es complejo y exige paciencia. Son necesarias múltiples sesiones y combinaciones, y a menudo es cuestión de ir probando para ver qué es lo que da mejor resultado. La clave es acudir a un dermatólogo estético experto con acceso a una gran variedad de tratamientos, que pueda evaluar la causa subyacente de las ojeras antes de decidir un plan de tratamiento.

CAPÍTULO 6

ESTILO DE VIDA

SUEÑO

Una piel sana está estrechamente asociada a una mente y a un cuerpo sanos. Aunque no podemos cambiar nuestra genética o las cartas que nos han tocado en esta vida, sí que podemos controlar los factores ambientales y los relacionados con el estilo de vida. La vida es cuestión de equilibrio y cuidado personal; merece la pena que cuidemos de lo que tenemos durante el periodo relativamente corto de tiempo que estamos en este mundo.

Cuando se trata de nuestra piel, uno de los mandamientos básicos de belleza es dormir lo suficiente. Esto nos lo han repetido a lo largo de los años nuestros parientes más mayores, las revistas y los blogs bienintencionados. Y tienen toda la razón. El sueño es una necesidad humana fundamental. A los veintipico, sin duda abusé de mis ciclos de sueño-vigilia. Ahora que me acerco a los cuarenta, me permito dormir ocho horas la mayoría de las noches de la semana. Soy consciente de que tengo suerte de poder hacerlo; sería mucho más difícil si todavía hiciera guardias, trabajara hasta tarde o tuviera hijos pequeños.

El concepto de *belleza del sueño* no es nuevo. Los estudios experimentales han demostrado que la falta de sueño puede hacer que tengamos un aspecto menos saludable, menos atractivo y más cansado. Aparte de los estudios, no hay que ser un genio para ver que la privación de sueño puede empeorar las ojeras y dar lugar a una piel cetrina y opaca.

La piel es un órgano dinámico y proporciona una superficie de contacto entre el cuerpo y el medio externo. Lo que nuestra piel soporta durante el día es muy diferente de lo que afronta por la noche. Piensa en ello. Durante el día, tenemos un riesgo mucho mayor de lesión física y de exposición a la radiación ultravioleta y los microbios, además de a temperaturas extremas, por mencionar algunos ejemplos. Así pues, lógicamente, se deduce que la piel puede funcionar de manera diferente según la hora del día.

Sabemos desde hace tiempo que nuestro cuerpo tiene un reloj biológico maestro que se encuentra en el hipotálamo, una región del cerebro. Este reloj determina nuestro ritmo circadiano, el ciclo interno de veinticuatro horas que coincide con el día y la noche. El reloj circadiano se desarrolló a medida que la vida evolucionaba en la Tierra: era vital para protegernos. De lo contrario, podríamos dormir durante el día y ser vulnerables a los ataques. Nuestro reloj circadiano determina los cambios rítmicos en nuestra fisiología y comportamiento. Muchos procesos corporales tienen un ritmo circadiano.

Existen trabajos científicos fascinantes desde el año 2000 que demuestran que las células cutáneas tienen su propio reloj interno, además del reloj maestro del cerebro. Así sucede con muchos tipos de células cutáneas, como las células madre y las que producen colágeno (fibroblastos) y pigmento (melanocitos). Estas células trabajan conjuntamente y con el cerebro y dan lugar a cambios rítmicos en la piel.

El ritmo circadiano de la piel afecta a casi todas sus funciones. Esto incluye la hidratación y la pérdida de agua, la producción de sebo, el flujo sanguíneo cutáneo, la división de las células y la función de barrera de la piel. Estos procesos no se desarrollan al mismo ritmo durante el día, y experimentan picos y valles de actividad. Es sumamente importante comprenderlo por dos razones principales. En primer lugar, porque determina cuándo deberíamos utilizar cierto tipo de tratamientos del cuidado de la piel para obtener unos resultados óptimos. En segundo lugar, porque la falta crónica de sueño alterará el ritmo circadiano natural de nuestro cuerpo, posiblemente mediante la generación de radicales libres, debido a que estaremos metabólicamente activos a horas inesperadas. Esto puede llevar a una disminución de la función de barrera de la piel y a signos de envejecimiento acelerado.

¿Cuáles son algunos de estos cambios claves que tienen lugar en la piel a lo largo del día?

- La producción de sebo alcanza el nivel máximo a primera hora de la tarde y el nivel mínimo por la noche.
- La pérdida de agua a través de las capas superiores de la piel (pérdida de agua transepidérmica) aumenta por la noche.
- La barrera cutánea es más permeable por la noche.
- Muchos tipos de células cutáneas presentan una tasa de división más alta por la noche.

Con esta información en mente, ahora comprenderás por qué a las mujeres con piel grasa se nos corre el maquillaje a primera hora de la tarde. Incluso muchas mujeres con piel normal presentarán grasa en la zona T después de comer. Ese es el momento de ir a buscar el papel secante.

La piel pierde más contenido de agua cuando dormimos que durante el día. Esto puede ser un problema para las pieles normales/secas. Si su piel es madura o seca, después de la limpieza merece la pena que utilices una crema de noche. Porque es entonces cuando la piel necesita hidratación adicional. En las mujeres que tienen afecciones de la piel seca, como eccema y psoriasis, todavía es más importante hidratarse antes de acostarse.

Puesto que la barrera cutánea es más permeable por la noche y mientras dormimos, ese es el momento adecuado para pensar en tratamientos específicos para la piel. Es el momento de aplicar el tratamiento para los granos rebeldes, agentes aclaradores de la pigmentación y retinoides antienvejecimiento. En cambio, las personas con piel sensible tienen que ser prudentes, porque por la noche los productos pueden penetrar más profundamente.

Por la noche, las células cutáneas están ocupadas dividiéndose. Algunos estudios han demostrado que la proliferación celular es treinta veces mayor por la noche que al mediodía. Podemos estimular este proceso mediante la incorporación en la rutina del cuidado de la piel de ácidos alfa hidróxidos (por ejemplo, ácido glicólico y ácido láctico) y retinoides, que promueven la renovación y el recambio de las células cutáneas. Merece la pena tener en cuenta estos productos si el envejecimiento o el tono desigual de la piel es una preocupación.

No hay duda de que cuando dormimos la piel entra en un estado de reparación y regeneración. Aparte de optimizar la rutina de su cuidado para aprovecharlo, es fundamental dormir lo suficiente para que estos procesos puedan tener lugar de manera eficiente. No hay una cantidad de horas de sueño fijas necesarias para el ser humano —varían de una persona a otra—. Las necesidades de sueño también cambian con la edad: los niños pequeños necesitan dormir mucho más que los adultos. Los expertos están de acuerdo en que el adulto medio necesita entre siete y nueve horas de sueño cada noche para que el cuerpo descanse y para funcionar de manera eficaz. Tiene que ser un sueño de buena calidad, sin interrupciones frecuentes.

Es importante desarrollar una buena higiene del sueño si queremos controlar los factores del estilo de vida que pueden influir en nuestra piel. Algunos consejos que pueden ayudarnos conseguirlo son los siguientes.

Gestiona el estrés. El estrés y la ansiedad son causas frecuentes de alteración del sueño. Aunque es ilusorio pensar que podemos eliminar totalmente el estrés de la vida moderna, los mecanismos de afrontamiento para abordarlo son importantes. Tienes que encontrar un método que te funcione. La meditación, el yoga y el ejercicio pueden ser de ayuda.

Realiza ejercicio de manera regular. El ejercicio físico regular puede mejorar la calidad y la duración del sueño. A algunas personas, pero no a todas, el ejercicio de alta intensidad por la noche, de una a tres horas antes de acostarse, puede alterarles el sueño, pero esto depende mucho de cada uno. Si ves que la práctica de ejercicio por la noche te impide dormir, te sentirás mejor si lo haces a primera hora de la mañana en lugar de por la noche. Aun así, el ejercicio de bajo impacto, como el yoga y los estiramientos antes de acostarse suelen ser útiles.

Mantén un horario regular de sueño. Intenta acostarte y despertarte cada día a la misma hora, incluso los fines de semana y durante las vacaciones. Esto ayuda a ajustar el reloj interno del cuerpo y optimiza la calidad del sueño.

Bebe alcohol y toma cafeína con moderación. La cafeína puede afectar al sueño de las personas sensibles entre diez y doce horas después de su consumo. Siempre imaginé que esto era lo que me pasaba a mí, pero pude confirmarlo recientemente cuando me hice unas pruebas genéticas que demostraron que metabolizo la cafeína lentamente. Sabiendo esto, ya no bebo café después del mediodía. Todos sabemos que la cafeína en exceso es un estimulante, de manera que pásate a las infusiones de hierbas. Y, personas amantes del té verde, como yo, ¡recordad que también contiene cafeína!

El alcohol en exceso puede afectar a la calidad y la cantidad de sueño. Aunque inicialmente puede ayudarnos a conciliarlo más rápida y profundamente, reduce el sueño de movimientos oculares rápidos (REM). La fase REM es una parte esencial del ciclo natural del sueño y su reducción puede traducirse en una alteración del ritmo circadiano.

Evita las pantallas brillantes una hora antes de acostarte. Las longitudes de onda de luz azul que emiten las pantallas brillantes, como las de los teléfonos móviles, pueden provocar todo tipo de alteraciones del sueño. Y aunque es tentador consultar nuestras redes sociales favoritas una última vez antes de apagar la luz, es mucho mejor para nuestra salud evitar utilizarlas como mínimo una hora antes de acostarnos. La luz azul aumenta nuestro estado de alerta y esto puede hacer que tardemos más en dormirnos. Esto, a su vez, afectará a nuestro ritmo circadiano natural y al sueño REM a través de distintos mecanismos. Cambia tu teléfono móvil por un buen libro tradicional para conciliar el sueño más fácilmente.

El sueño es un requisito fundamental para nuestro funcionamiento. No es un estado del ser en el que todo se «apaga» y se desconecta. Más bien es un proceso sumamente activo que implica un sistema de circuitos biológicos extremadamente complejos. Nuestra piel depende de un sueño de buena calidad para proporcionarnos un aspecto descansado y saludable, sea cual sea nuestra edad.

MICROBIOMA CUTÁNEO

El microbioma humano es un campo fascinante que genera mucha investigación e interés público. Es un campo sobre el que sabíamos relativamente poco hasta los avances bastante recientes en las tecnologías de secuenciación de próxima generación, que permiten analizar rápidamente enormes cantidades de ADN de las células. Esto ha revolucionado nuestros conocimientos sobre la piel y sus habitantes naturales.

La piel es una superficie de contacto muy importante entre el cuerpo y su entorno. En el útero, o antes de nacer, la piel es estéril. Después de nacer, los microbios empiezan a colonizarla rápidamente; forman un complejo ecosistema que vive junto a nosotros. Este ecosistema comprende bacterias, virus y hongos. A menudo se dice que en nuestro cuerpo hay diez veces más células microbianas que células humanas; ¡somos más microbios que humanos! Este conjunto de microbios y su material genético constituyen nuestro *microbioma*.

El microbioma humano es heterogéneo y varía entre las personas; la combinación de mi piel es única y diferente de la tuya. También puede verse influido por factores como la edad, el sexo, el estilo de vida, la zona del cuerpo, la actividad profesional y las enfermedades.

El mantenimiento del microbioma cutáneo es beneficioso para la salud. Estos microbios «buenos» pueden impedir que la piel sea invadida por patógenos o microbios «malos». También desempeñan un papel importante en la optimización de la función inmunitaria de la piel y en los procesos metabólicos. La investigación demuestra que la barrera protectora externa, o capa córnea, es la que contiene la mayor cantidad de bacterias en comparación con las demás capas de la piel, lo cual no es de extrañar.

Hay distintas bacterias residentes en la piel. Algunas zonas del cuerpo favorecen el crecimiento de un tipo concreto frente a otro; por ejemplo, las zonas sebáceas o grasas, como la cara y la espalda, tienen una composición del microbioma diferente de las zonas húmedas, como las axilas, que a su vez son diferentes de las zonas secas.

La investigación sobre el microbioma cutáneo suscita interés debido al creciente reconocimiento de su papel en la salud y la enfermedad. La alteración del microbioma puede desempeñar un papel destacado en enfermedades de la piel, como el acné y el eccema. La capacidad de manipular el microbioma podría proporcionarnos nuevos métodos fascinantes para tratar los problemas de la piel.

Acné

Las zonas sebáceas, como la cara, contienen un porcentaje elevado de bacterias del género *Propionibacterium*. En concreto, *Propionibacterium acnes (P. acnes)* se ha relacionado con la aparición de acné.

P. acnes es una bacteria que está presente en la piel de todas las personas. No obstante, en quienes padecen acné, ciertas cepas de *P. acnes* son más comunes que en las que no lo padecen. Este dato reciente nos ofrece la posibilidad de complementar el microbioma cutáneo con bacterias «buenas», capaces de neutralizar a los culpables molestos que provocan la aparición de granos. Sin duda, los tratamientos dirigidos son mejores que el uso de antibióticos tradicionales, que simplemente matan todas las bacterias, tanto las buenas como las malas.

Eccema

El eccema es una afección sumamente común; se cree que afecta a casi el 20 % de los niños en el mundo occidental. Su frecuencia ha aumentado con el paso de las décadas, posiblemente en relación con un componente ambiental. La «hipótesis de la higiene» propone que esto podría deberse a la reducción del tamaño de las familias y al aumento de la higiene y el aseo personales. No estamos expuestos a la suciedad y a los microbios de la misma manera que lo estábamos en el pasado y eso puede haber afectado al microbioma de nuestra piel.

Muchas de las personas que padecen eccema tienen la bacteria *Staphylococcus aureus* en su piel. Los estudios han demostrado que durante los brotes de eccema, la cantidad de bacterias *Staphylococcus aureus* aumenta, pero, al mismo tiempo, la cantidad de los demás tipos de bacterias de la piel disminuye, es decir, se produce una reducción de la diversidad bacteriana, lo cual es intrigante. Esto tiene un enorme interés y suscita la fascinante pregunta de si complementar el microbioma de una persona que padece eccema con el microbioma «normal» de una persona sin eccema podría evitar los brotes.

La investigación sobre el microbioma cutáneo aún es incipiente. Todavía no poseemos información sólida para comprender cómo puede manipularse a fin de prevenir o tratar los problemas de la piel. No obstante, el mundo de la belleza sabe identificar rápidamente las posibilidades, y cada vez hay más productos probióticos disponibles para el cuidado de la piel.

Cuidado de la piel con probióticos

La Organización Mundial de la Salud define los *probióticos* como «microorganismos vivos que, cuando son administrados en cantidades adecuadas, confieren un efecto beneficioso sobre la salud del huésped».

Los probióticos orales para mantener la salud intestinal existen desde hace bastante tiempo, y dos de los tipos de bacterias probióticas más conocidos son los lactobacilos y las bifidobacterias. Existen dudas en cuanto al beneficio de los probióticos orales en el cuidado de la piel. El microbioma intestinal residente es muy distinto de los microbios naturales de la piel. Lo que es adecuado para el intestino puede no serlo para la piel, incluso si suponemos que el probiótico llega a la piel en una cantidad suficientemente alta después de los procesos digestivos.

No obstante, el cuidado de la piel con probióticos ha sido objeto de mucha publicidad e interés. Hay varias marcas de belleza que ofrecen ingredientes probióticos en sus productos y aseguran que proporcionan un método «natural» u holístico para intentar corregir los problemas de la piel desde dentro. *Probióticos* se ha convertido en la palabra de moda en el cuidado de la piel, pero la verdadera pregunta es: ¿funcionan?

Hay muy pocos estudios que demuestren que determinados agentes probióticos aplicados en la piel pueden reducir el acné, el enrojecimiento y la sequedad cutánea. Estos estudios se han llevado a cabo en un número reducido de pacientes y los resultados no son siempre reproducibles. Sin embargo, esto no ha sido un impedimento para el mercado del cuidado de la piel, y si decides buscar productos probióticos para el cuidado de la piel los encontrarás fácilmente, incluso de las grandes casas de cosmética.

El cuidado de la piel con probióticos se basa en la premisa teórica de que los cultivos de bacterias vivas en sus productos pueden alterar el microbioma cutáneo. En primer lugar, estos cosméticos, como las cremas faciales, pueden crear una barrera protectora sobre la superficie de la piel e impedir que las bacterias «malas» interactúen con la piel. En segundo lugar, algunos probióticos producen sustancias que pueden dañar las bacterias «malas», lo que reduce la inflamación.

En cualquier caso, estas son las hipótesis. Los cultivos de bacterias vivas tienen una vida de tan solo unos días antes de quedarse sin fuente de alimentos y morir. Por lo tanto, los cultivos vivos casi nunca se emplean en dermocosmética. Lo que *se utiliza* más a menudo es el lisado, un material purificado procedente de las células bacterianas (por ejemplo, paredes celulares bacterianas, metabolitos bacterianos y bacterias muertas). Se presupone que el lisado en el cuidado de la piel tiene los mismos efectos biológicos que los cultivos vivos.

Aunque los probióticos tienen un futuro brillante en el sector de la salud y la belleza, hay que ser prudentes a la hora de comercializar una ciencia que todavía no comprendemos del todo. Necesitamos más datos sobre las cepas de bacterias probióticas que pueden ser beneficiosas para el microbioma cutáneo. Presuponer que los productos que se utilizan para el intestino ayudarán automáticamente a la piel en una formulación cosmética es un error. Desde luego yo soy escéptica, pero mantengo una actitud abierta. Después de hablar con varios científicos especializados en cosmética y de estudiar las revisiones de los datos, creo que actualmente falta evidencia científica.

No obstante, un día, es de esperar que en un futuro no muy lejano, puede que la investigación sobre el microbioma nos permita disponer a cada cual de un método personalizado para el cuidado de nuestra piel.

ALIMENTACIÓN

En la última década, ha habido un interés general por cuidar de la piel de manera más holística. Ahora, la atención se centra en las estrategias de prevención. Reducir la probabilidad de padecer problemas de la piel en el futuro se ha convertido en algo tan importante como su tratamiento.

No hay duda de que comer bien y mantener una buena alimentación es fundamental no solo para el bienestar general, sino también para la salud de la piel. Una piel resplandeciente, luminosa y sin arrugas es un objetivo que comparten muchas mujeres y es poco probable que se alcance solo con el cuidado de la piel. Lo que nos metemos en el cuerpo exige el mismo cuidado y consideración que lo que aplicamos en su superficie exterior.

En los últimos tiempos, se han puesto de moda las dietas de exclusión. Muchas de las pacientes que veo no toman productos lácteos, gluten o azúcares por distintas razones. Estas pueden estar relacionadas con la salud intestinal, con la piel, con lo que hace su personaje famoso preferido o algún *influencer* de las redes sociales, o simplemente con los consejos de un médico naturópata. No me malinterpretes: las dietas de exclusión pueden ser útiles en algunos casos; son claves, por ejemplo, para las personas que tienen intolerancias o alergias de verdad. Pero creo que hay mucha gente que no necesita suprimir nutrientes esenciales de su alimentación. Esto es algo que me preocupa cuando veo a pacientes mal asesorados a los que básicamente les han mandado evitar comer casi de todo por el bien de su piel.

Creo firmemente que el equilibrio es la clave de una alimentación saludable. Personalmente, no estoy a favor de suprimir totalmente grupos de alimentos y no sigo dietas de ningún tipo. La clave es la moderación y permitirse algunos caprichos esporádicos sin torturarse. Un exceso de cualquier cosa es malo y la misma lógica es válida para los alimentos.

Así pues, ¿cómo tendría que ser una alimentación saludable que proporcione beneficios para la piel? La alimentación ideal tiene como objetivo reducir la inflamación y el daño de los radicales libres. Los antioxidantes, los minerales y otros nutrientes son necesarios para mantener la integridad de la piel y actúan como cofactores para facilitar los procesos bioquímicos del organismo. Siempre que sea posible, es mucho mejor obtenerlos a través de la dieta en forma de alimentos enteros que tomar complementos.

Alimentos para mantener una piel sana

a) Pescado graso

El salmón, la caballa y el arenque son fuentes ricas de ácidos grasos omega 3, aparte de ser ricos en proteínas y zinc de forma natural. Los ácidos grasos omega 3 pueden ser útiles para reducir la inflamación de las células cutáneas y pueden reducir la sensibilidad de la piel al daño de la radiación ultravioleta del sol.

b) Fruta y verdura

Los antioxidantes presentes en la fruta y la verdura neutralizan el daño causado por los radicales libres nocivos para la piel. Las vitaminas C y E, el betacaroteno, el licopeno y la luteína pueden ofrecer cierta protección contra el daño generado por los rayos ultravioleta.

- Los cítricos son una buena fuente de vitamina C.
- El licopeno está presente en los tomates.
- El boniato contiene betacaroteno.
- Las verduras amarillas y de hoja verde oscuro contienen luteína.
- Las espinacas y el aguacate contienen vitamina E.

c) Frutos secos y semillas

Las semillas de girasol son ricas en vitamina E y ácido linoleico, un tipo de grasa que puede contribuir a la hidratación de la piel. Las nueces contienen antioxidantes como la vitamina E, ácidos grasos esenciales (que el cuerpo no puede producir) y minerales, como el zinc y el selenio. Deben consumirse con moderación debido a su alto contenido calórico.

d) Té verde

El té verde contiene unos compuestos conocidos como polifenoles que, cuando se consumen con regularidad, pueden proteger la piel contra el daño producido por los radicales libres del sol. El té verde ayuda a reducir el número de arrugas finas y vasos sanguíneos prominentes. No debe consumirse con leche.

e) Chocolate negro

El cacao es rico en antioxidantes, como los polifenoles y los flavonoides. Los antioxidantes pueden mejorar el aporte de sangre a la piel y limitar el daño causado por el sol. Busque chocolate que contenga como mínimo un 70 % de cacao en polvo, ya que cualquier chocolate con menos cacao tendrá un alto contenido de azúcares. De nuevo, el consumo moderado es fundamental.

Así pues, una alimentación equilibrada es rica en pescado, aceite de oliva, antioxidantes, fruta y verdura fresca, legumbres, frutos secos y semillas. En cambio, hay una serie de alimentos que deberíamos limitar en nuestra dieta. Los azúcares y los hidratos de carbono refinados, en concreto, se han asociado al acné y al envejecimiento prematuro de la piel. El acné y la alimentación se exponen en el capítulo 5, «Problemas específicos de la piel».

Azúcar y envejecimiento de la piel

Cada vez hay más evidencia científica que demuestra que el azúcar contribuye a la inflamación y al envejecimiento prematuro de la piel mediante un proceso conocido como *glucosilación*. Los azúcares procedentes de fuentes alimentarias se unen a las proteínas, lo que da lugar a la formación de nuevas moléculas nocivas conocidas como productos finales de la glucosilación avanzada (AGE). A medida que estas moléculas se van acumulando a lo largo del tiempo, dañan directamente el colágeno y la elastina, que proporcionan el soporte estructural a la piel. Este proceso se inicia en torno a los treinta y cinco años de edad y tiene varios efectos perjudiciales sobre la piel. Se traduce en una reducción de la elasticidad, cambios en la textura, arrugas y flacidez cutánea. El proceso de formación de los AGE también se traduce en la producción de radicales libres, lo que puede llevar a inflamación y daño celular adicional.

Aunque queda mucho trabajo por hacer en cuanto a la ciencia en evolución de la nutrición y sus efectos sobre la piel, está claro que existen unos principios básicos que pueden seguirse para mantener la salud de la piel. Muchos nutrientes son beneficiosos para la piel o impiden el envejecimiento acelerado mediante su acción antioxidante o al actuar como cofactores en procesos metabólicos clave. Es importante adquirir y perfeccionar unos buenos hábitos alimentarios para conseguir una mejora global de nuestra salud y de nuestro aspecto general.

EJERCICIO

Todos sabemos que el ejercicio es bueno para la salud. Que hacer ejercicio con regularidad es beneficioso para el corazón, los pulmones y la salud mental no es un descubrimiento revolucionario. Sin embargo, el ejercicio y sus efectos sobre la piel —tanto buenos como malos— a menudo no se tienen en cuenta.

El mayor mito que ha llegado a mis oídos (a menudo después de una clase de yoga «caliente») es que el ejercicio y el sudor son buenos para eliminar las toxinas del cuerpo. Para mi disimulado horror, esta idea falsa no deja de perpetuarse. Y a menudo por profesionales de la medicina, que, francamente, deberían ser más sensatos. No existe evidencia científica que deje entrever que el ejercicio desintoxica la piel. Nuestro sorprendente organismo es perfectamente capaz de eliminar lo que no necesitamos. El hígado, y en menor medida los riñones, son responsables de esta tarea.

No obstante, el ejercicio tiene varios efectos positivos sobre la piel. El ejercicio regular mejora el aporte de sangre a las células cutáneas. La sangre transportará oxígeno y nutrientes esenciales allí donde se necesiten, al mismo tiempo que eliminará los productos de desecho, entre ellos los radicales libres que pueden dañar la piel.

También se ha demostrado que el ejercicio reduce el estrés. Cada vez hay más evidencia científica de que el estrés puede agravar muchas afecciones cutáneas inflamatorias (por ejemplo, el acné, el eccema o la psoriasis). La reducción del nivel de estrés con ejercicio regular puede formar parte de una estrategia de tratamiento o afrontamiento para abordar estas afecciones.

El ejercicio también es bueno para algunos problemas específicos de la piel, como la celulitis. Aunque la celulitis no es potencialmente mortal, provoca una enorme preocupación estética en muchas de las mujeres que veo. Mantener un peso corporal saludable y aumentar la masa muscular puede hacer que la piel tenga un aspecto más terso y firme, lo que reduce la apariencia de celulitis. La combinación de entrenamiento interválico de alta intensidad y entrenamiento de resistencia es la estrategia que produce los mejores resultados.

No obstante, el ejercicio regular también puede causar problemas de la piel, y hay ciertas afecciones que a menudo exigen la atención de un dermatólogo.

Acné corporal

El acné corporal, que a menudo afecta a la espalda, al pecho y, a veces, a las nalgas, es frecuente en las personas que hacen ejercicio asiduamente. El calor, el sudor y la ropa oclusiva pueden obstruir los poros, y las bacterias lo aprovechan para provocar la aparición de granos.

En las personas que practican deportes que exigen el uso de casco o mochila, también puede aparecer un tipo de acné que se conoce como *acné mecánico*. La fricción, la oclusión, y el sudor y el calor debidos al aumento de la temperatura corporal se unen para favorecer la presencia de granos.

La solución ideal para este problema consiste en ducharse inmediatamente después de hacer ejercicio. Aunque es tentador holgazanear un rato mientras nos tomamos un zumo, esto no es bueno para la piel. La reciente tendencia a vestir ropa deportiva en todos los ámbitos de la vida cotidiana también puede contribuir a este problema. Si el acné corporal persiste, utiliza geles de ducha y limpiadores corporales que contengan ingredientes eficaces, como ácido acetilsalicílico, ácido glicólico o aceite de árbol de té. Algunos productos buenos son Murad Acne Body Wash, The Body Shop Tea Tree Skin Clearing Body Wash, Peter Thomas Roth Blemish Buffing Beads y Mario Badescu AHA Botanical Body Soap. Si tienes cicatrices o granos recurrentes, persistentes, dolorosos o profundos busca atención médica, ya que podrías necesitar un tratamiento más fuerte.

Si no puedes ducharte inmediatamente, entonces acostúmbrate a tener toallitas desmaquillantes para pieles propensas al acné (por ejemplo, las de Garnier Pure Active 2 en 1) en el *kit* del gimnasio. Después de hacer ejercicio, límpiate la piel con las toallitas hasta que puedas ducharte. No es la solución ideal, pero probablemente es la mejor alternativa.

Daño solar

El sol nos expone al riesgo de padecer una amplia variedad de problemas cutáneos médicos y estéticos. Entre ellos se incluyen el envejecimiento prematuro (manchas solares, pecas, líneas de expresión y arrugas) y cánceres de piel como el melanoma. Aunque el ejercicio y el entrenamiento al aire libre ofrecen varios beneficios para la salud, el mayor error que veo es que muchas personas no utilizan protector solar para su piel. Las más atentas recuerdan aplicarse protector solar en la cara, pero se olvidan de otras partes del cuerpo expuestas. Por ejemplo, muchas entrenan al aire libre en pantalón corto, pero no se aplican protector solar en las piernas. Teniendo en cuenta que la localización más frecuente del melanoma en la mujer son las piernas, sin duda es una zona en la que no hay que olvidar de aplicarse protector solar.

Para quienes están preocupados por el envejecimiento de la piel, utilizar protector solar con regularidad es igual de importante. La luz ultravioleta daña la piel, lo que lleva a pigmentación, cambios en la textura y arrugas. Si vas a estar al aire libre, utilizas un protector solar de amplio espectro que proporcione protección contra los rayos UVA y UVB, y la mayoría de las personas deberían optar por un FPS 30.

Infecciones

Las duchas comunes y el material y las máquinas compartidos cubiertos de sudor se complementan a la perfección para crear un entorno que predispone a la piel a contraer infecciones cutáneas leves.

Las verrugas y los condilomas víricos están causados por cepas del virus del papiloma humano (VPH). Estas cepas se encuentran en superficies húmedas y penetran fácilmente en la piel a través de pequeños cortes o fisuras. Lo mismo sucede con las esporas fúngicas que causan el pie de atleta. Utiliza siempre chanclas en las duchas comunes y evita andar descalzo o descalza para reducir al máximo el riesgo de infección.

Siempre que sea posible, limpia el material de gimnasia con la toalla antes de utilizarlo; no presupongas que alguien ya lo habrá hecho. Presta atención a los pequeños detalles. No dejes expuesto ningún corte o herida abiertos, y ponte una tirita para proteger la piel si es necesario. Si, a pesar de estas medidas, contraes una infección en el gimnasio, la mayoría puede solucionarse con medicamentos de venta libre. Si el problema persiste, merece la pena que acudas al médico de cabecera o al dermatólogo en busca de tratamiento.

Rozaduras

Cuando corremos, caminamos o hacemos *footing,* las zonas de fricción, situadas a menudo donde los pliegues del cuerpo se tocan y rozan, pueden inflamarse o irritarse. Esto es sumamente frecuente, en especial si tenemos unos kilitos de más. En ese caso, es mejor optar por tejidos de baja fricción que se adapten bien al cuerpo. El uso de vaselina u otros lubricantes en las zonas propensas a las rozaduras puede ser de ayuda. No obstante, la verdad es que aun así las rozaduras pueden ser difíciles de evitar.

Una vez que han aparecido, hay que cuidar la piel adecuadamente. Tras una limpieza cuidadosa, seca bien la zona y aplica vaselina. Si tienes dolor, enrojecimiento, hinchazón o costras en la zona afectada, busca asesoramiento médico, ya que podrías necesitar una pomada antibiótica.

Ahora bien, no dejes que estos problemas frecuentes de la piel te impidan practicar actividad física con regularidad. Casi todas las modalidades de ejercicio aumentan la circulación en la piel y reducen el estrés. El ejercicio debe incorporarse como parte del estilo de vida para el funcionamiento saludable de los órganos, incluida la piel.

CONTAMINACIÓN

La contaminación ambiental es un problema enorme. Los niveles de contaminación pueden provocar distintos problemas de salud a muchos de los que vivimos en la ciudad. Aunque hace algún tiempo que conocemos los efectos de la contaminación sobre el corazón y los pulmones, ahora se está viendo que nuestra piel también es vulnerable al ataque.

Dado que la piel es nuestra barrera más externa, es una de las primeras y mayores dianas de la contaminación atmosférica. ¿Y qué es exactamente la contaminación atmosférica? Entre los contaminantes atmosféricos se incluyen los hidrocarburos aromáticos policíclicos (HAP), los compuestos orgánicos volátiles (COV), los óxidos, las partículas en suspensión, el ozono y el humo de cigarrillo. La exposición prolongada y repetitiva a estos agentes puede tener efectos negativos sobre la piel.

Los estudios científicos realizados tanto en animales como en personas han demostrado que estos componentes de la contaminación atmosférica pueden contribuir al envejecimiento prematuro de la piel (aparición de arrugas o manchas pigmentarias) y a un empeoramiento de las enfermedades inflamatorias, como el eccema, la psoriasis y el acné. Uno de los principales mecanismos es la generación de radicales libres que pueden dañar el ADN de las células cutáneas.

Si no quieres abandonar la ciudad y mudarte al campo, ¿qué puedes hacer para reducir el daño provocado por la contaminación?

- Límpiate cada noche para eliminar la suciedad y las toxinas ambientales de la superficie de la piel.

- Hazte una exfoliación una vez por semana (con menor frecuencia si tienes la piel seca o sensible) para limpiar la piel más a fondo. De este modo, también mejorarás la penetración de cualquier producto que te apliques posteriormente.
- Utiliza un sérum antioxidante: los antioxidantes como la vitamina C y el resveratrol tienen la capacidad de neutralizar el daño provocado por los radicales libres que genera la contaminación.
- Utiliza un protector solar normal (FPS 30 como mínimo). No olvides que tu piel también necesita protección ultravioleta para ayudar a reducir el riesgo de cáncer de piel y los signos de envejecimiento prematuro.
- Hidrátate a diario, especialmente si tienes tendencia a padecer afecciones inflamatorias de la piel seca (por ejemplo, eccema y psoriasis). Esto mantendrá la piel hidratada y contribuirá a conservar la integridad de la función de barrera de la piel.

En los dos últimos años, a medida que la calidad del aire en nuestras ciudades ha ido empeorando cada vez más, se ha puesto de moda utilizar el término *anticontaminación* en las cremas. A muchos de los que estamos instalados en la vida urbana nos convendría plantearnos si debemos tomar medidas de precaución adicionales para protegernos de las sustancias químicas nocivas a las que estamos expuestos diariamente. Quizá no podamos controlar los factores ambientales que llevan a la inflamación y al envejecimiento de la piel, pero sí que podemos intentar reducir sus efectos.

TABAQUISMO

Desde muy pequeños nos enseñan cuáles son los peligros del tabaquismo y su relación con el cáncer de pulmón. Fumar cigarrillos afecta a casi todos los órganos del cuerpo y la piel tampoco está a salvo. El tabaquismo se ha asociado al envejecimiento y las arrugas prematuras, la mala cicatrización o el retraso de esta, y el empeoramiento de varias enfermedades cutáneas.

Envejecimiento prematuro de la piel

La relación entre el tabaquismo y las arrugas se conoce desde hace muchos años. Lo interesante es que, al parecer, las mujeres son más propensas que los hombres. El tabaquismo está asociado a la aparición de líneas de expresión alrededor de los ojos *(patas de gallo)* y la boca *(código de barras)* a una edad más temprana.

Aparte de la aparición prematura de arrugas, el tabaquismo provoca una serie de alteraciones faciales reconocidas. Entre ellas se incluyen el adelgazamiento de la piel, el enrojecimiento facial y la prominencia del contorno óseo de la cara.

Aunque no comprendemos del todo cómo el tabaquismo produce sus efectos negativos sobre la piel, se han propuesto varios mecanismos. Parece que el tabaco activa unas enzimas que degradan las fibras de colágeno y elastina. Genera radicales libres que pueden dañar directamente el ADN de las células cutáneas. El humo también causa el estrechamiento de los vasos sanguíneos, con lo cual disminuye el aporte de sangre a la piel; pueden acumularse toxinas, lo que se traduce en alteraciones posteriores del tejido conjuntivo de soporte.

Mala cicatrización

Hay un gran número de estudios científicos que demuestran que el tabaquismo retrasa la cicatrización de las heridas, incluidas las quirúrgicas. Hay que tenerlo en cuenta si estamos pensando en someternos a un procedimiento estético o a una intervención quirúrgica por razones médicas.

El humo de cigarrillo ejerce su acción de distintas maneras:

- La nicotina produce una reducción del flujo sanguíneo poco después de inhalar el humo. Esto se traduce en una reducción del transporte de oxígeno vital y de otros nutrientes necesarios para la regeneración de la piel.
- La nicotina hace que ciertas células sanguíneas denominadas

plaquetas se vuelvan más «pegajosas». Pueden formarse pequeños coágulos, que obstruyen los vasos sanguíneos pequeños e impiden que el oxígeno llegue al tejido de la herida. Esta falta de oxígeno también puede retrasar la cicatrización.

- El tabaco inhibe la actividad de unas células denominadas fibroblastos, que son responsables de la producción de colágeno. El colágeno es necesario para la cicatrización normal.

Tabaquismo y enfermedades de la piel

Los fumadores tienen un mayor riesgo de padecer varios trastornos cutáneos. Entre ellos, se incluyen un tipo de cáncer de piel que se conoce como carcinoma espinocelular y otras afecciones inflamatorias, como la psoriasis, la hidrosadenitis supurativa y el lupus eritematoso discoide.

La piel, al igual que todos los demás órganos del cuerpo, es vulnerable al daño provocado por el humo de un cigarrillo. Si eres fumador o fumadora, quizá sea el momento de plantearse dejar el consumo de tabaco y buscar la ayuda apropiada en caso necesario. ¡Deberías considerarlo si quieres conservar tu belleza!

ALCOHOL

Me gusta mucho tomarme una copa de vino blanco una o dos veces por semana, pero el consumo excesivo habitual de alcohol puede causar estragos en la piel. De nuevo, la moderación es clave.

El alcohol es un diurético y, como consecuencia, puede deshidratar la piel. Al día siguiente de una gran noche de fiesta, la piel tendrá un aspecto pálido, cetrino y menos voluminoso. La deshidratación también hace que el cuerpo retenga toda el agua que queda, a menudo en la cara, y eso puede traducirse en una hinchazón visible.

Con el tiempo, aparecen enrojecimiento, vasos sanguíneos prominentes y capilares rotos visibles en la cara. Muchas de las personas que padecen afecciones cutáneas como la rosácea encuentran que el alcohol es uno de los principales desencadenantes de enrojecimiento y rubor.

El consumo excesivo de alcohol agota los nutrientes y las vitaminas esenciales del cuerpo, que son necesarios para una piel sana. En concreto, las reservas corporales de vitaminas A, B, C y zinc son muy vulnerables a esto. Las vitaminas A y C son potentes antioxidantes necesarios para neutralizar el daño de los radicales libres producido en el cuerpo por fuentes externas. La vitamina C también es necesaria para la producción del colágeno que proporciona soporte a la piel.

Habría que limitar el consumo de cócteles dulces, ya que el azúcar puede precipitar el proceso de glucosilación. La glucosilación hace que los azúcares se unan a proteínas esenciales como el colágeno en las células cutáneas. Esto lleva a la formación de moléculas nocivas, que pueden acumularse y contribuir al envejecimiento prematuro de la piel. En algunas personas, el azúcar también puede desencadenar acné, de manera que si ves que te salen granos después de una noche de excesos, esta podría ser en parte la explicación.

La clave para reducir al mínimo los efectos del alcohol sobre la piel es la moderación y la elección cuidadosa del tipo de bebidas. Las bebidas alcohólicas incoloras, como, por ejemplo, el vodka, la ginebra y el tequila blanco, probablemente son una mejor opción que la cerveza o los cócteles rociados con azúcar. Acuérdate de beber mucha agua durante la noche y antes de acostarte, y rehidrátate al día siguiente. Toma mucha fruta y verdura fresca para reponer los nutrientes que hayas perdido. No caigas en la tentación de tomar alimentos salados, como *pizza* y patatas fritas, que pueden contribuir a la retención de agua en las zonas del cuerpo inapropiadas. Tu piel te lo agradecerá tanto a corto como a largo plazo.

CAPÍTULO 7

TRATAMIENTOS ANTIENVEJE-CIMIENTO

Los patrones de belleza, especialmente en el caso de las mujeres, siempre han presentado la juventud como una característica distintiva. Con el paso del tiempo, todas empezamos a preocuparnos por los efectos del proceso natural de envejecimiento —arrugas, piel flácida, laxitud y tono desigual de la piel—. Muchas de nosotras aceptamos los cambios que la edad trae consigo y no buscamos ninguna intervención, pero en mi consulta también veo a muchas pacientes que consideran que los signos visibles del envejecimiento no reflejan cómo se sienten por dentro. Creo que podemos decir sin temor a equivocarnos que el mercado del antienvejecimiento está en auge y no muestra indicios de desaceleración.

Las mujeres actuales llevamos una vida muy diferente de la de nuestras madres y abuelas. Tenemos carreras profesionales de éxito, independencia económica y a menudo decidimos tener hijos más tarde que las generaciones anteriores. La esperanza de vida de la población también está aumentando. La idea de *mediana edad* ha cambiado, y estos factores pueden contribuir a la existencia de una discrepancia entre la percepción de uno mismo interna y externa. Los medios de comunicación y la publicidad fomentan una idea de belleza y juventud que es difícil alcanzar, por no decir imposible, sin ninguna ayuda extra. No todo el mundo tiene la suerte de gozar de buena genética.

Y esto no solo afecta a las mujeres de cuarenta para arriba. En los últimos años, se han publicado datos que demuestran que las mujeres de veinte a treinta años de edad optan cada vez más por someterse a intervenciones estéticas, lo cual es interesante. Por mi experiencia personal, puedo decir que las preguntas que me hacen en la consulta reflejan esta tendencia. Vivimos en la era del *selfie*, los *millennials* utilizan las redes sociales desde una edad temprana y la información es más accesible que nunca. Es fácil seguir a las famosas en Instagram y ver qué procedimientos siguen para mantenerse bellas.

Muchas mujeres pueden decidir «envejecer con elegancia» y no someterse a ninguna intervención. La mayoría de las personas sienten curiosidad por saber qué podrían hacerse, pero también miedo a que los resultados sean poco naturales (los medios tienen una obsesión enfermiza por los procedimientos «chapuceros») y a ser consideradas vanidosas. La realidad es sencillamente que la mayoría de nosotras nos encontramos en un espectro dentro del cual nos hacemos los tratamientos de cara y cuerpo con los que nos sentimos cómodas. Para algunas, ponerse bótox y rellenos dérmicos forma parte de la misma rutina de mantenimiento y cuidado que depilarse las cejas con hilo o teñirse el pelo. Para otras, su zona de confort se limita a someterse a tratamientos no invasivos como el láser, pero ni en sueños se les ocurriría ponerse inyecciones. Ninguna de estas opciones es incorrecta ni debería juzgarse; solo tú puedes decidir en qué parte del espectro estás y qué consideras adecuado.

Quisiera añadir que las intervenciones estéticas bien hechas no deberían notarse y simplemente tendrían que realizarse para mejorar lo que ya existe. Los tratamientos no deben intentar que una mujer de cincuenta y cinco años de edad aparente veinticinco; existen para hacer que una mujer de cincuenta y cinco tenga un buen aspecto para su edad, pero no necesariamente un aspecto más juvenil. A título personal, debo confesar que no soy una entusiasta del aspecto exagerado y poco natural que veo a menudo en los medios —mejillas demasiado hinchadas, labios demasiado rellenos y frentes paralizadas—.

CREMAS Y GELES

El elixir de la juventud todavía no se ha embotellado y puesto a la venta. A pesar del *marketing* impresionante y las recomendaciones de las famosas, hay muy pocas cremas, geles y sérums avalados por datos sólidos para combatir el envejecimiento. Lamento mucho ser portadora de malas noticias, pero las cremas no ayudarán a corregir la flacidez ni la laxitud cutánea. Estos cambios se producen debido a la pérdida de volumen de grasa y hueso debajo de la piel, que nos ocurre a todas con el paso del tiempo. Ninguna crema tópica puede reponer el volumen perdido.

Ahora bien, hay datos científicos que demuestran que algunos aspectos asociados al envejecimiento pueden mejorar con cremas. Ciertos agentes pueden utilizarse para reducir la pigmentación, las líneas de expresión y las arrugas, y para retrasar la aparición de los signos asociados al envejecimiento de la piel. Entre ellos se incluyen los retinoides, los antioxidantes, los productos botánicos y el protector solar. Las estrategias se centran en gran medida en limitar el daño a largo plazo causado por la luz solar, que es el factor más significativo en el envejecimiento de la piel.

Retinoides

La familia de los retinoides está integrada por un grupo de compuestos que proceden de la vitamina A. Se utilizan para el cuidado de la piel desde los años setenta y son los únicos agentes tópicos que han demostrado reiteradamente tener efectos antienvejecimiento en estudios científicos. Los retinoides pueden minimizar la apariencia de las arrugas, retrasar la degradación del colágeno y aclarar las manchas pigmentarias o de envejecimiento. Actúan mejorando la renovación de las células cutáneas y estimulando la producción de colágeno.

Los retinoides son un gran favorito tanto de los dermatólogos como de los redactores de las revistas de belleza. Hay una gran cantidad de retinoides disponibles, que se venden por sus propiedades antienvejecimiento, pero la verdad es que no todos tienen los mismos efectos. Encontrar el retinoide correcto para nuestra piel es una tarea ardua, dada la enorme cantidad de opciones disponibles en el mercado. Así pues, ¿cómo podemos saber qué retinoide tenemos que comprar? ¿Los retinoides sujetos a prescripción médica son mejores que los de venta libre?

Primero, echemos una ojeada a los distintos ingredientes. Los ésteres de retinilo, el retinol, el retinaldehído, el adapaleno, la tretinoína, la isotretinoína y el tazaroteno son diferentes tipos de retinoides. Muchos nombres que designan compuestos ligeramente diferentes. No obstante, la clave está en que nuestra piel solo puede utilizar los retinoides en forma de ácido retinoico para obtener beneficio clínico. Aunque la tretinoína y la isotretinoína de venta con receta ya son ácidos retinoicos, el proceso de conversión de los otros compuestos mencionados tiene lugar en la piel. Los ésteres de retinilo se convierten en retinol, luego en retinaldehído y finalmente en ácido retinoico. Por lo tanto, un producto que contiene retinol se convierte primero en retinaldehído y luego en ácido retinoico, esto es, pasa por un proceso de dos pasos. Los productos que necesitan menos pasos de conversión tienden a ser más eficaces para combatir el envejecimiento.

a) Retinoides de venta libre

- Ésteres de retinilo
- Retinol
- Retinaldehído
- Adapaleno (antes solo podía adquirirse con receta, pero ahora se vende sin receta para el tratamiento del acné)

b) Retinoides de venta con receta

- Tretinoína (ácido retinoico)
- Isotretinoína (ácido retinoico sintético)
- Tazaroteno

Buena parte de los estudios científicos iniciales que examinaron el envejecimiento de la piel y los efectos de los retinoides se llevaron a cabo con tretinoína (ácido retinoico). Se observó que la tretinoína era veinte veces más potente que el retinol. Sin embargo, se ha demostrado que incluso el retinol al 1 % es eficaz a las doce semanas para mejorar las líneas de expresión y las arrugas.

Si la tretinoína sujeta a prescripción médica es más eficaz, entonces, ¿por qué perdemos el tiempo con los otros agentes? Bueno, en gran medida es una cuestión de tolerancia. Cuanto más potente es el retinoide, mayor es la probabilidad de que provoque problemas de irritación cutánea, como ardor, escozor, enrojecimiento y descamación. Hay que alcanzar un equilibrio entre el beneficio clínico y los posibles efectos secundarios.

Así pues, si busca un producto a base de retinoides de venta libre apropiado, escoja uno que contenga retinol o retinaldehído. Es muy probable que estos sean más eficaces que los derivados del retinol, como el acetato de retinilo, el propionato de retinilo y el palmitato de retinilo. Existen muchos productos buenos de venta libre disponibles, pero es importante investigar antes y comprobar qué principios activos contienen; si quieres resultados, no basta simplemente con saber que el producto es un retinoide y que, por lo tanto, tiene efectos antienvejecimiento. Puedes evitar malgastar tiempo y dinero valioso si haces tus deberes, pero una vez que hayas encontrado el producto correcto, merece la pena que incorpores un retinoide a tu arsenal antienvejecimiento.

He aquí algunas sugerencias para la próxima vez que te encuentres en tu tienda favorita de productos para el cuidado de la piel.

¿Qué debería comprar? Productos de venta libre que contengan retinol o retinaldehído. Si compras un producto con retinol, comprueba que contiene una concentración mínima del 0,1 %.

¿Cuándo debería empezar a utilizar estos productos? Un poco antes de los treinta años de edad.

¿Cuál es la mejor manera de utilizarlos? Lo mejor es emplear los retinoides por la noche, después de limpiarse la piel; una pequeña cantidad del tamaño de un guisante debería ser suficiente. Quizá tengas que utilizar el producto de tres a seis meses seguidos para ver alguna mejoría en la piel. Si notas la piel seca o tirante, puedes aplicarte un producto hidratante al cabo de veinte a treinta minutos.

¿Tienen algún efecto secundario? Al principio, los retinoides pueden provocar enrojecimiento e irritación, así que puede ser aconsejable utilizarlos de manera gradual y progresiva, de dos o tres veces por semana a cada noche si la piel lo tolera. La piel tratada con retinoides es sensible a la radiación ultravioleta y corre el riesgo de quemarse; la luz solar también reduce la eficacia del producto. El uso de retinoides por la noche debe ir acompañado del uso diario de un protector solar normal de amplio espectro con FPS 30 como mínimo durante el día para atenuar estos efectos.

Antioxidantes

Ya hace unos años que los antioxidantes se consideran el no va más. Es difícil evitar encontrarse esta palabra una y otra vez en relación con la alimentación y el cuidado de la piel.

¿Y qué son los antioxidantes? Un antioxidante no es más que una molécula que impide la oxidación de otras moléculas. El beneficio de los antioxidantes es que evitan el daño causado por los radicales libres y las especies reactivas de oxígeno.

Los radicales libres son moléculas o átomos que tienen un electrón desapareado. Esto hace que la molécula y el átomo sean químicamente más reactivos. Además de los radicales libres, existen otras especies de oxígeno (por ejemplo, peróxido de hidrógeno o ion hipoclorito) que también son altamente reactivas. Los radicales libres y las especies reactivas de oxígeno pueden provocar cambios irreversibles y destructivos en las proteínas, el ADN y los lípidos (grasas) presentes en las células y los tejidos. Se generan a través de la exposición a la radiación ultravioleta del sol (la principal causa de envejecimiento externo de la piel) y de ciertos procesos biológicos del organismo que generan energía.

Hay varios antioxidantes que se utilizan en los productos para el cuidado de la piel, cuya función consiste principalmente en prevenir el daño oxidativo, antes que tratar los signos del envejecimiento una vez que ya han aparecido. Los antioxidantes son unas moléculas sumamente inestables que se degradan rápidamente, con lo cual pierden su actividad. Por consiguiente, los productos antioxidantes deben formularse con mucho cuidado para garantizar que mantienen su eficacia.

Los antioxidantes que hay que buscar en los productos para el cuidado de la piel son:

- Vitamina C
- Vitamina E
- Resveratrol
- Semillas de uva
- Té verde
- Extracto de semilla de cardo mariano
- Bayas de café

a) Vitamina C

La vitamina C desempeña distintos papeles en el cuidado de la piel. Es antioxidante, ilumina la piel y es antiinflamatoria, y también es necesaria para la síntesis de colágeno, que proporciona la estructura de soporte a la piel. Para el cuidado de la piel, debería utilizarse en concentraciones como máximo del 20 %. Porcentajes superiores podrían provocar irritación.

Hay varios derivados de la vitamina C en el mercado y no todos tienen la misma eficacia. Busca estas formas químicas más estables de vitamina C:

- Ascorbil fosfato de magnesio
- Ascorbil-6-palmitato
- Disodium isostearyl 2-o-L-ascorbyl phosphate
- Sulfato de ácido ascórbico
- Tetraisopalmitoyl ascorbic acid

La vitamina C tiene un excelente perfil de seguridad y puede utilizarse junto con otros tratamientos antienvejecimiento, como los retinoides, el protector solar y otros antioxidantes. Se ha demostrado que protege la piel contra la luz solar al reducir el daño causado por los radicales libres de la radiación ultravioleta y debe utilizarse por la mañana antes de la aplicación de protector solar.

Un error común acerca de la vitamina C es que el aporte complementario por vía oral es útil para la piel. La verdad es que cuando la vitamina C se toma por vía oral, tiene una biodisponibilidad relativamente pequeña en la piel (lo que significa que solo un pequeño porcentaje de vitamina llega a la piel después de ser metabolizada en el intestino). Por lo tanto, es mucho más eficaz aplicarla directamente sobre la piel.

b) Vitamina E

La vitamina E se conoce comúnmente como tocoferol y la forma más utilizada es el acetato de alfa tocoferol. La forma más común del tocoferol es en aceite, de manera que a menudo las dosis altas pueden dejar la piel grasa o pegajosa. Los estudios han demostrado que la vitamina E reduce el número de células quemadas por el sol y limita el posible daño asociado a la radiación UVB del sol. Las cremas que contienen un 5-8 % de vitamina E también pueden ser útiles para reducir los signos del envejecimiento debidos al sol, como las líneas de expresión. El uso conjunto de las vitaminas E y C en el cuidado de la piel puede aumentar sus efectos en comparación con el uso por separado.

c) Resveratrol

La uva, las semillas, los frutos secos y el vino tinto son fuentes de resveratrol (busca este compuesto en la lista de ingredientes de los productos). Cuando se aplica directamente sobre la superficie de la piel, puede reducir el daño causado por la radiación UVB, según algunos pequeños estudios. También se ha demostrado que mejora la firmeza y la elasticidad de la piel en una concentración del 1 %. Dado que el resveratrol no es especialmente hidrosoluble, es difícil fabricar cremas que mantengan su consistencia y, por lo tanto, pueden ser bastante caras. Desafortunadamente, ¡con el aumento del consumo de vino tinto no obtendrás los mismos beneficios!

Productos botánicos

El interés por los productos herbarios en los sectores del cuidado de la piel, el bienestar y la cosmética ha aumentado. Seguro que habrás visto cada vez más productos que indican en su etiqueta «natural», «contiene aceites naturales» o «de origen vegetal natural». Esto es lo que significa *productos botánicos*. Aunque algunos de ellos parecen prometedores para combatir el envejecimiento de la piel, el problema es que no hay ensayos clínicos científicos que demuestren que realmente son eficaces.

No existe una definición única de *natural* en los productos para el cuidado de la piel. Esto puede ser una sorpresa, pero tampoco hay una norma en el sector. Existe poca normativa o legislación respecto al significado de la palabra y, por desgracia, básicamente es un término de *marketing* que a menudo se utiliza alegremente para hacernos creer que no nos estamos aplicando sustancias químicas nocivas en la piel. Lo mejor que puedes hacer es comprobar los ingredientes en lugar de confiar plenamente en un producto etiquetado como natural. Los ingredientes figuran en orden descendente de porcentaje contenido, de manera que, si buscas un producto natural para el cuidado de la piel, asegúrate de que los agentes sintéticos aparecen al final de la lista.

El cuidado orgánico de la piel es otro ámbito interesante. Las declaraciones de producto no están reguladas de manera específica en la legislación vigente de la Unión Europea. Existen diferentes criterios de definición entre las organizaciones, lo que lleva a una gran confusión y falta de uniformidad. Los productos orgánicos deberían ser elaborados con ingredientes que se encuentran en la naturaleza. No tendrían que utilizarse sustancias químicas en su cultivo ni durante el proceso de producción. En Estados Unidos, un producto se declara orgánico si el 95% de sus componentes son orgánicos, y puede etiquetarse como de origen orgánico si el 70% de sus ingredientes lo son.

El simple hecho de que un producto lleve escrito en la etiqueta «natural» u «orgánico» no significa que sea necesariamente seguro. Con estos ingredientes también pueden producirse sensibilidad y reacciones cutáneas. Por ejemplo, los estudios han demostrado que las preparaciones herbarias chinas que se aplican en la cara pueden provocar reacciones cutáneas como la dermatitis, problemas hepáticos y anomalías congénitas si se utilizan durante el embarazo hasta en un 30% de las personas.

Uno de los problemas a la hora de estudiar los tratamientos botánicos o herbarios es que son más propensos a experimentar variaciones en la calidad que sus homólogos sintéticos. Hay que tener en cuenta muchos factores, como la salud de la planta, la época de la cosecha, el transporte, y los métodos de procesamiento y extracción. Aunque no hay duda de que hace falta investigación creíble, cada vez hay más datos en torno a ciertos productos botánicos. Pero es importante no caer en la trampa de comprar «remedios de curandero» cuyos resultados se basan en la seudociencia.

Los ingredientes botánicos que se utilizan comúnmente en los productos antienvejecimiento en forma tópica son las bayas de café, las semillas de dátil, la avena, la leche y los granos de soja, la glabridina, el té verde, la lavanda, las moras, las bayas de Goji, el lino y el mangostán. Estos agentes en concreto se han utilizado en ensayos clínicos realizados en seres humanos, aunque con pocos participantes. Hay muchos más que se emplean de manera aislada o en combinación con otros. En pocas palabras, hacen falta datos sólidos y hay que procurar descubrir qué se esconde tras las estrategias inteligentes de comunicación, marca y *marketing*. Si tienes predilección por los productos botánicos, te recomiendo los ingredientes que he mencionado antes. No obstante, si quieres un cuidado de la piel avalado por la ciencia, basado en la evidencia, un retinoide siempre les dará mil vueltas.

Péptidos

Muchas de las cremas faciales que llenan las secciones de maquillaje contienen péptidos desde hace muchos años. Los péptidos fueron de los primeros ingredientes que se utilizaron en los productos antienvejecimiento para el cuidado de la piel de gran consumo, y de momento no hay indicios de que vayan a desaparecer. Pero ¿qué son? ¿Y funcionan?

He aquí la parte de química. Los aminoácidos son los elementos básicos de los péptidos y las proteínas. Dos o más aminoácidos enlazados en una cadena forman un péptido. Una cadena peptídica de más de unos cien aminoácidos forma una proteína. Los péptidos son sumamente importantes en el cuerpo humano y con frecuencia actúan como «mensajeros» que transmiten información entre las células y los tejidos.

Comúnmente se dice que los péptidos reparan la matriz o el armazón extracelular de la piel, con lo cual se restaura su estructura de soporte y las arrugas visibles mejoran. El péptido más estudiado en el cuidado de la piel es un pentapéptido (esto es, que tiene cinco aminoácidos), que se conoce como Pal-KTTKS. Veámoslo con mayor detalle.

El Pal-KTTKS es un péptido de reparación de los tejidos que se conoce como *matriquina*. Esencialmente, es un pequeño fragmento de procolágeno I, un precursor de la síntesis de colágeno en la piel. En estudios realizados en el laboratorio, se ha demostrado que aumenta la síntesis de colágeno en las células cutáneas. En algunos pequeños ensayos realizados en seres humanos, se demostró que aumentaba el grosor de la piel y reducía las líneas de expresión y las arrugas mediante el aumento de los niveles de colágeno y elastina.

¿Significa esto que deberíamos salir corriendo a comprar productos que contienen péptidos? No exactamente. Es cierto que existen algunos datos que avalan su uso, en concreto el del Pal-KTTKS, pero las investigaciones que se han realizado son escasas y pequeñas.

Hay una gran cantidad de péptidos disponibles en el sector de la cosmética y, a medida que comprendamos mejor la biología celular y molecular, no tengo ninguna duda de que veremos más. Puede que sean un método importante para mejorar el aspecto de la piel, pero necesitamos datos científicos objetivos (¡lo ideal sería que los datos no procedieran de la empresa que fabrica el producto!) y más estudios en seres humanos. Buena parte de nuestros conocimientos iniciales provienen de ensayos realizados en la cicatrización de las heridas e investigaciones llevadas a cabo en cultivos celulares —esto no siempre se traduce en un beneficio positivo visible cuando se prueba en toda la piel con el objetivo de combatir el envejecimiento—.

Con frecuencia, el Pal-KTTKS aparece como *matrixyl* en la lista de ingredientes de los productos. Entre los cosméticos del mercado que contienen este ingrediente incluyen Olay Regenerist 3 Point Treatment Cream, Sarah Chapman Eye Recovery y N.º 7 Protect and Perfect Intense Advanced Serum.

En conclusión, existen algunos datos que avalan el uso de los péptidos en el cuidado de la piel en productos antienvejecimiento, pero yo recomendaría prudencia a la hora de seleccionar un péptido; en la actualidad, el matrixyl está avalado por los mejores datos.

Factores de crecimiento

Los productos para el cuidado de la piel que contienen factores de crecimiento son polémicos. En el cuerpo humano, los factores de crecimiento son proteínas que regulan la proliferación y la división celular. Buena parte de nuestros conocimientos acerca de los factores de crecimiento provienen de su papel en la cicatrización de las heridas, pero en los últimos años, cada vez hay más cremas para la piel que contienen factores de crecimiento en el mercado.

Entre los factores de crecimiento que se utilizan comúnmente en el cuidado de la piel se incluyen:

- Factor de crecimiento epidérmico (EGF)
- Factor de crecimiento endotelial vascular (VEGF)
- Factor de crecimiento transformador beta (TGF-ß)
- Factor de crecimiento derivado de las plaquetas (PDGF)
- Factor de crecimiento de los queratinocitos
- Interleucinas 6 y 8

Los datos procedentes de pequeños estudios muestran que la combinación de factores de crecimiento puede mejorar la producción de colágeno y los signos visibles del envejecimiento.

Todo esto suena muy bien, pero hay problemas potenciales. En primer lugar, buena parte de nuestros conocimientos acerca de los factores de crecimiento proviene de estudios realizados en la cicatrización de las heridas; está claro que una arruga no es lo mismo que una herida. En segundo lugar, los factores de crecimiento hacen lo que su nombre indica, estimular el crecimiento celular; la cuestión es: ¿pueden por ello tener consecuencias en la formación de algunos tipos de cáncer de piel o cicatrices con el uso prolongado? En tercer lugar, es muy probable que los factores de crecimiento actúen conjuntamente en el cuerpo, no de manera aislada, que es como a menudo se utilizan en el cuidado de la piel. Sencillamente no disponemos de datos acerca de su seguridad a largo plazo ni de ensayos clínicos sólidos para valorar de manera definitiva qué utilidad tienen realmente.

Protector solar

Este siempre será el pilar de la prevención contra el envejecimiento. El sol es la mayor causa de envejecimiento prematuro y acelerado de la piel. Las líneas de expresión, las arrugas, las irregularidades en el tono de la piel, y los cambios pigmentarios y en la textura se deben al daño causado por la luz solar.

La luz solar contiene una mezcla de distintas longitudes de onda. Los principales componentes son la luz visible, la luz ultravioleta y la radiación infrarroja. La ultravioleta, principalmente los rayos UVA y UVB, es responsable en mayor grado del envejecimiento de la piel. Más recientemente, han aparecido datos que revelan que la luz visible y la radiación infrarroja podrían tener un papel más importante en el envejecimiento de lo que se creía inicialmente, debido a la generación de radicales libres en las células cutáneas.

Existen dos tipos principales de protectores solares: químicos y físicos (minerales). Los protectores solares químicos contienen ingredientes que se comportan como filtros y reducen la cantidad de luz ultravioleta que penetra en la piel. Tardan unos veinte minutos en hacer efectivos sus efectos y, por lo tanto, deben aplicarse antes de salir al aire libre. Los protectores solares físicos o minerales son productos que normalmente contienen dióxido de titanio u óxido de zinc, que bloquean físicamente la radiación ultravioleta, y ejercen sus efectos en cuanto se aplican. Antes, las formulaciones eran terrosas y espesas, pero los productos más recientes se absorben mucho más fácilmente. Los protectores solares minerales son mejores para las personas con sensibilidad extrema a la radiación ultravioleta y piel sensible.

Por lo tanto, desde el punto de vista del antienvejecimiento, habría que utilizar protector solar a diario. En los meses de invierno, especialmente en el hemisferio norte, el uso de un producto hidratante o maquillaje con FPS es suficiente si vamos a permanecer en el interior durante el día (aunque todavía sería mejor utilizar un protector solar aparte). No obstante, en los meses de primavera y verano, opta por un protector solar de amplio espectro (esto es, que ofrezca protección contra la radiación UVA y UVB) con FPS 15-30 como mínimo. No tienes que utilizar necesariamente un protector solar aparte específicamente para la cara, pero muchos de los corporales son bastante fuertes y pueden no ser apropiados para la piel del rostro, más propensa a las imperfecciones. Los protectores solares faciales también pueden contener ingredientes beneficiosos adicionales que no se encuentran en los corporales.

El hecho de que un protector solar proporcione protección contra la luz visible y la radiación infrarroja A es una ventaja. La luz visible y la radiación infrarroja generan radicales libres, que pueden contribuir al envejecimiento. Uno de los problemas actuales es que no existe un sistema de etiquetado universal para estos dos tipos de luz. Por lo tanto, es útil utilizar un sérum antioxidante junto con tu protector solar habitual, ya que puede neutralizar los radicales libres que generan los rayos del sol. Hay algunos productos en el mercado que ofrecen protección completa, a menudo mediante la incorporación de antioxidantes en sus formulaciones; entre ellos se incluyen:

- Heliocare 360º Oil-Free
- EltaMD Broad-Spectrum SPF 30
- Solero Facial Anti-Ageing Sun Cream SPF 30

En cuanto a la cantidad de producto, lo correcto es utilizar aproximadamente media cucharadita de protector solar para la cara y el cuello. La mayoría no utilizamos una cantidad suficiente para obtener el factor de protección que indica el envase. Es importante aplicar una cantidad adecuada para que el protector solar cumpla su función.

Generalmente, el protector solar está diseñado para durar tres años. No obstante, si ha estado expuesto a temperaturas extremadamente altas, si parece que su color o su consistencia se ha alterado, o si ha caducado, tendría que desecharse.

Mitos comunes sobre el protector solar

¿El uso de un FPS 30 proporciona el doble de protección que un FPS 15?

En absoluto. En primer lugar, el *FPS* tan solo es una medida de la protección contra la radiación *UVB* que proporciona un protector solar. Un FPS 15 filtra más o menos un 93 % de los rayos UVB; un FPS 30 filtrará un 97 %. Un FPS 50 filtra el 98 % de los rayos UVB, lo cual es todavía más interesante. Así pues, como puedes ver, hay poca diferencia entre utilizar un FPS 30 o 50. A menos que tengamos antecedentes de cáncer de piel o fotosensibilidad, un FPS 15-30 es suficiente para la mayoría. En el Reino Unido y Europa, normalmente la protección contra la radiación UVA se indica con las letras UVA dentro de un círculo en la etiqueta del producto.

¿Conseguiré más protección si utilizo múltiples productos que contengan FPS?

Desafortunadamente, no. Si te aplicas un producto hidratante con FPS seguido de protector solar y luego una base de maquillaje con FPS, no conseguirás un mayor efecto. Únicamente tendrás la protección del producto con el FPS más alto que te haya aplicado.

¿Los protectores solares provocan cáncer?

La opinión actual en dermatología es que los protectores solares son seguros y no aumentan el riesgo de cáncer. No obstante, la seguridad de los protectores solares es un tema que me plantean a menudo mis pacientes durante las consultas. Por supuesto, también he visto muchas discusiones en internet sobre esta cuestión centradas en algunos de sus ingredientes, como el palmitato de retinilo, la oxibenzona y las nanopartículas.

El *palmitato de retinilo* es un derivado de la vitamina A que está presente de forma natural en la piel. Algunos estudios han dejado entrever que el palmitato de retinilo genera radicales libres cuando se expone a la radiación ultravioleta y que estos pueden estimular la inflamación y la aparición de cáncer. Sin embargo, el estudio que suele citarse para avalar este hallazgo se llevó a cabo en ratones desnudos (que ya de por sí tienen un mayor riesgo de padecer cáncer de piel) y el palmitato de retinilo solo se estudió de manera aislada. En la vida real, cuando nos aplicamos protector solar que contiene palmitato de retinilo, los antioxidantes presentes en el cuerpo (como la vitamina C) neutralizan todos los radicales libres que se generan. La opinión actual de los dermatólogos es que no existe evidencia científica de que el palmitato de retinilo provoque cáncer de piel en el ser humano.

La *oxibenzona* es un filtro químico que está presente en los protectores solares y es parecido a los estrógenos. Ha existido preocupación por que pudiera afectar a los niveles hormonales en el ser humano. Esto se debe principalmente a un estudio realizado en ratas hace casi quince años, en el que se les administraron altos niveles de oxibenzona en la alimentación. Existe una gran diferencia entre la aplicación de oxibenzona en la piel humana y su consumo oral en las ratas. Aunque los seres humanos pueden absorber la oxibenzona, no se acumula y se excreta. Tampoco existe evidencia científica que indique que la oxibenzona de los protectores solares sea peligrosa para los seres humanos en las concentraciones en las que se utiliza.

Las *nanopartículas* son partículas diminutas (de la escala de un nanómetro, la billonésima parte de un metro). Los protectores solares físicos como el dióxido de titanio y el óxido de zinc pueden convertirse en nanopartículas; estas hacen que el producto resultante tenga una consistencia más suave que la espesa pasta blanca que se obtiene cuando se utilizan minerales más granulados. Algunas personas tienen miedo de que las nanopartículas puedan absorberse en la piel y causar daños. De hecho, los estudios demuestran que las nanopartículas tan solo son absorbidas por la capa más superficial de células cutáneas muertas, no por los tejidos vivos. Además, las partículas en sí tienen tendencia a aglutinarse, de manera que las tasas de absorción son menores de lo previsto. Así pues, la evidencia científica nos indica que el uso de nanopartículas es seguro.

¿Los protectores solares son a prueba de agua?

No se puede afirmar que un protector solar sea «a prueba de agua» *(waterproof)*, pero sí que sea «resistente al agua» *(water resistant)*. De hecho, un protector solar etiquetado como «resistente al agua» solo tiene que mantener su eficacia entre cuarenta y ochenta minutos después de la exposición a condiciones húmedas. Esto significa que es muy importante volver a aplicarse protector después de nadar o de sudar en exceso.

GUÍA DEL CUIDADO ANTIENVEJECIMIENTO DE LA PIEL PARA CHICAS PEREZOSAS

No todo el mundo tiene ganas de dedicar mucho tiempo a su rutina antienvejecimiento ni dinero para hacerlo. La buena noticia es que la ciencia realmente avala un número reducido de productos basados en la evidencia, a pesar de la gran cantidad de opciones que existen. Los protectores solares y los retinoides son el pilar de cualquier buen régimen antienvejecimiento.

Rutina matinal

- Limpieza
- Aplicación de sérum antioxidante
- Hidratación
- Aplicación de protector solar

Rutina nocturna

- Limpieza
- Aplicar retinoide

Algunas personas, a pesar de seguir un cuidado correcto de la piel, tienen la sensación de que no consiguen detener los signos del envejecimiento. Otras, a pesar de no haber sido nunca meticulosas, sienten una gran curiosidad por saber qué otras opciones hay aparte de las cremas, las lociones y las pociones (cuyos méritos a menudo se exageran mucho y que prometen unos resultados simplemente imposibles).

Los signos visibles del envejecimiento pueden mejorar con tratamientos inyectables, generalmente de toxina botulínica (comúnmente conocida como bótox) y rellenos dérmicos.

Toxina botulínica (también conocida como bótox)

La toxina botulínica se conoce comúnmente como bótox. De hecho, Botox es la marca comercial del fármaco activo fabricado por la empresa Allergan. Existen otras marcas de toxina botulínica, como Azzalure y Bocouture. Botox es la más popular y la más utilizada; en adelante, utilizaré el término bótox, simplemente por comodidad.

El bótox ha adquirido mucha popularidad a lo largo de los años y los tratamientos inyectables de toxina botulínica siguen aumentando año tras año. Sin duda, yo ahora veo a más personas que acuden a mí para hacerlo que hace unos años. La historia del bótox es interesante. Su uso con fines estéticos se descubrió por pura casualidad. Los oftalmólogos empezaron a utilizar el bótox a principios de los años ochenta para tratar los trastornos musculares del ojo. Se observó por casualidad que las arrugas del contorno de los ojos también desaparecían tras el tratamiento y, a finales de la década, se inició su uso estético.

El bótox es una proteína sintética que suele inyectarse en la frente, el entrecejo y el contorno de los ojos para tratar las arrugas y las líneas de expresión de estas zonas. Su acción principal consiste en impedir la transmisión de los impulsos nerviosos a los músculos, lo que provoca debilidad temporal. Como consecuencia, las arrugas y las líneas se alisan o desaparecen del todo.

El bótox puede utilizarse para tratar las arrugas o las líneas de distintas zonas de la cara. Producirá unos resultados que simplemente no pueden conseguirse con cremas. Yo me he puesto bótox unas cuantas veces para tratar unas líneas del entrecejo muy prematuras (para las cuales es supereficaz) y como paciente me pareció un procedimiento rápido e indoloro.

Las zonas y las líneas que habitualmente pueden tratarse con bótox son las siguientes.

Líneas de la frente. Aparecen con el tiempo, a menudo debido al arqueamiento repetitivo de las cejas. El músculo afectado, el frontal, se desgasta por el uso excesivo y aparecen líneas horizontales en la frente. Pueden ser visibles a partir de los veinte años de edad. La inyección de bótox en puntos claves de la frente suaviza estas líneas.

Líneas del entrecejo. También conocidas como *líneas glabelares* o *número 11,* son arrugas verticales que aparecen entre las cejas. Se producen como consecuencia de la contracción reiterada de unos músculos denominados prócer y corrugador superciliar. A menudo, la inyección de bótox en tres a cinco puntos del entrecejo las corrige.

Patas de gallo. Surgen como consecuencia de los efectos acumulativos de la sonrisa a lo largo de los años; esto es debido a la contracción reiterada del músculo orbicular de los párpados, que rodea el ojo. Estas arrugas se vuelven más prominentes entre los veinticinco y los treinta y cinco años de edad, y también pueden tratarse de manera eficaz con bótox.

El bótox también tiene otras aplicaciones estéticas y puede ayudar a reducir el *código de barras* de alrededor de la boca, afinar la mandíbula, delinear el contorno facial, evitar el rechinamiento de los dientes (bruxismo) y tratar la sudoración excesiva (hiperhidrosis).

Las inyecciones de bótox no tienen un efecto inmediato; los primeros efectos pueden observarse entre cuarenta y ocho y setenta y dos horas después. El efecto máximo se alcanza aproximadamente a los diez días y dura, como término medio, de tres a cuatro meses. El tratamiento tiene que repetirse a intervalos regulares para mantener su efecto. También existen argumentos para utilizar el bótox de manera preventiva. Si las inyecciones se inician antes de que las líneas sean visibles en reposo, muchas personas pierden la costumbre de fruncir el entrecejo y puede que las líneas fijas permanentes tarden más en aparecer. Hay que valorar el tratamiento caso por caso, ya que se recomienda precaución antes de inyectar bótox a personas relativamente jóvenes.

El bótox puede tener efectos secundarios y es importante que acudas a un profesional experimentado que pueda enseñarte fotos de antes y después del tratamiento en otras pacientes. Los efectos secundarios más frecuentes incluyen moretones, hinchazón y sensación de pesadez; con las inyecciones en la frente, en casos excepcionales, puede producirse una caída de la ceja. Estos efectos secundarios no son permanentes y desaparecerán con el tiempo.

En realidad, la inyección de bótox es un procedimiento sencillo y muy seguro en las manos adecuadas. Muchas personas acuden a mí preocupadas por si les quedará un aspecto exagerado y paralizado, o por si su pareja notará que se han hecho el tratamiento. Lo importante es encontrar a un profesional en el que confíes y con el que te entiendas bien para explicarle exactamente qué es lo que quieres. Elige una clínica seria que tenga buenas críticas y evita los sitios que ofrecen tratamientos a precios rebajados. Personalmente, creo que se trata de obtener unos resultados sutiles, y todas mis pacientes tienen la opción de volver a la consulta dos semanas después de las inyecciones para hacerse pequeños retoques. Por mi experiencia, es mucho más fácil añadir al cabo de dos semanas, ya que ¡una vez que se ha inyectado no se puede quitar!

Las inyecciones se realizan con agujas finas y no suelen ser dolorosas. En el peor de los casos pueden causar algunas molestias leves, pero casi todo el mundo tolera bien el bótox sin ningún problema.

No obstante, no deja de ser un procedimiento médico y primero habría que realizar una consulta adecuada, en la que se disponga de un historial médico exhaustivo del paciente.

Rellenos dérmicos

Con la edad, el colágeno y la elastina de la piel se degradan. Al mismo tiempo, los compartimentos de grasa pierden volumen y se vuelven más finos, especialmente en la mitad superior de la cara. El esqueleto facial cambia debido a la pérdida de hueso en lugares estratégicos, como la parte central de la cara y la órbita del ojo. Estos factores combinados se traducen en flacidez cutánea, arrugas prominentes, como las líneas de la nariz a la boca (pliegue nasolabial) y acumulación de grasa en los carrillos. Esta pérdida de volumen no puede corregirse con bótox y son necesarios rellenos dérmicos para dar volumen a las zonas hundidas. Es una mala práctica tratar una zona de manera aislada (por ejemplo, solo los carrillos); lo importante es mantener el equilibrio y la armonía en toda la cara, de manera que hay que realizar una evaluación estética facial completa antes de cualquier tratamiento.

Hay muchos tipos distintos de rellenos dérmicos en el mercado, entre ellos productos que contienen ácido hialurónico (como Juvederm o Restylane), hidroxiapatita de calcio (Radiesse), policaprolactona (Ellansé) y ácido poli-L-láctico (Sculptra). La gran mayoría de los rellenos que se utilizan actualmente contienen ácido hialurónico. Su popularidad ha aumentado a lo largo de los años, porque no son permanentes, pero sí duraderos, provocan pocas alergias, y pueden revertirse y disolverse si es necesario.

Antes de inyectar un relleno, es necesaria la consulta con un médico. Es fundamental realizar una evaluación facial completa para determinar qué zonas requieren relleno o voluminización. Primero, hay que obtener un historial exhaustivo del paciente, e información detallada sobre cualquier medicamento o complemento que esté tomando. Puede aplicarse crema anestésica de veinte a treinta minutos antes de administrar las inyecciones o hielo para adormecer las zonas inmediatamente antes de inyectar. Los resultados suelen durar de seis a dieciocho meses, según el producto utilizado.

Los efectos secundarios incluyen hinchazón, sangrado y moretones. Hay que suspender el uso de aspirina, ibuprofeno y complementos como la vitamina E, el aceite de pescado, el ginkgo biloba y el ginseng, ya que pueden favorecer el sangrado. Otros posibles problemas son la aparición de bultos o de inflamación, la migración del relleno a otra zona y la infección. Hay algunas zonas que se consideran «de alto riesgo», como la frente, la zona de debajo de los ojos y la nariz. Se han comunicado casos raros de ceguera, por lo que es absolutamente imprescindible que la persona que elija para inyectarle el relleno tenga el máximo nivel de formación en anatomía facial. Aunque los riesgos parecen aterradores, el procedimiento es seguro en manos expertas.

Los rellenos son ideales para tratar la flacidez facial, corregir las líneas de expresión e incluso aumentar el mentón. Me he inyectado pequeños volúmenes de relleno estratégicamente para tratar las líneas de la nariz a la boca (pliegues nasolabiales), que se hicieron más visibles en torno a los treinta y cinco años de edad; empecé a verme la mitad inferior de la cara ligeramente caída e incluso un poco flácida. Los resultados del relleno me dejaron satisfecha. Aunque puede que no sea un tratamiento adecuado para todo el mundo, no tengo ninguna duda de que yo me inyectaré más en el futuro.

No me explico cómo puede haber tantos profesionales de la estética con un aspecto más bien raro como consecuencia del abuso de los tratamientos inyectables —piensa en los labios gruesos y las «mejillas de ardilla»—. Mi opinión personal es que en algún momento estas personas han perdido su «perspectiva estética» —esto es, ya no son capaces de percibir qué es normal en la cara de una persona—. El propósito de estos tratamientos debería ser obtener unos resultados naturales, no unos rasgos aumentados o exagerados artificialmente. Me imagino que, en muchos casos, estos profesionales ven a diario únicamente este tipo de caras, ya sea en sus colegas o en sus pacientes. Esto, a su vez, puede estar motivado por la presión generalizada para parecer «joven» en este sector, que lamentablemente también es intrínseca a nuestra sociedad, fomentada por las imágenes corporales poco realistas y poco naturales que inundan las redes sociales.

Debes estar totalmente segura de que te han aconsejado perfectamente sobre cualquier tratamiento inyectable disponible; a veces, la conclusión será que no es el tratamiento adecuado para ti. Los profesionales deben tenerlo presente y realizar una valoración facial sincera. No deben administrar automáticamente un tratamiento por el simple hecho de que pueden hacerlo.

Yo, desde luego, no tengo ningún reparo en decir que no si considero que un tratamiento inyectable es inapropiado. He desarrollado esta convicción a lo largo de los muchos años que me ha llevado convertirme en dermatóloga (no me da miedo admitir que ahora soy mucho mejor médico —y comunicadora— que hace diez años). Desafortunadamente, hay muchos profesionales que carecen de experiencia profesional, y de la confianza inherente a esa experiencia, para decir que no. Y todavía son peores los tipos codiciosos y francamente poco éticos que fuerzan a las pacientes a comprar tratamientos para su propio beneficio económico.

Personalmente, en lo que respecta a los tratamientos inyectables, creo que estarás en buenas manos con un dermatólogo o un cirujano plástico debidamente acreditado que lleve a cabo estos procedimientos. Estos profesionales tienen los conocimientos especializados que proporciona una exhaustiva formación, pero también la experiencia y la confianza necesarias para decirte con franqueza qué es lo que necesitas. Y dado que habitualmente tienen consultas mixtas —tratan desde el cáncer potencialmente mortal hasta las líneas de expresión y las arrugas—, poseen una mayor capacidad para mantener el contacto con la realidad y la «perspectiva estética» imprescindible para proporcionar buenos resultados.

En cuanto a mi especialidad en concreto, explicaré resumidamente cuál es la mejor manera de encontrar un buen profesional en el capítulo 9, «Buscar un dermatólogo».

Aumento de labios. Los rellenos dérmicos pueden utilizarse en pacientes que desean un aumento de labios. Los que más se utilizan son los de ácido hialurónico, que cuando se inyectan en los labios pueden realzar su forma, estructura o volumen. Normalmente, los resultados duran seis meses y el procedimiento tiene que repetirse siempre que la persona quiera mantener sus efectos. Los rellenos de labios no son apropiados para todo el mundo; primero hay que realizar una evaluación de la forma de la cara, porque de lo contrario existe el riesgo de que el resultado final sea poco natural. Es un procedimiento clínico popular entre las pacientes jóvenes, especialmente las de veintipico. No obstante, también tiene relevancia en las pacientes mayores. El envejecimiento de los labios se traduce en una boca caída. De perfil, los labios pierden proyección con la edad, especialmente el labio inferior, y se produce una pérdida de definición. Pueden utilizarse rellenos alrededor de la boca para corregirlo.

Rejuvenecimiento de las manos. A menudo se dice que las manos delatan la edad de una persona. Con los años, la pérdida de volumen en las manos hace que tengan un aspecto hundido, y los huesos, los tendones y las venas se hacen más visibles. Habitualmente, se utilizan rellenos que contienen hidroxiapatita de calcio y se inyectan en el dorso. Una vez inyectados, se masajean y puede aparecer hinchazón durante unos días. Los rellenos duran aproximadamente unos seis meses. Es una zona relativamente segura para las inyecciones, con pocos efectos secundarios.

TÉCNICAS DE REGENERACIÓN DE LA SUPERFICIE DE LA PIEL

Así pues, el bótox corregirá algunas líneas de expresión; los rellenos, la flacidez y la pérdida de volumen. Pero ¿qué hay de la textura de la piel? A medida que la piel envejece, también aparecen muchas líneas de expresión, irregularidades en su tono, enrojecimiento y pigmentación. Las técnicas de regeneración de la superficie de la piel existen para corregir estas alteraciones.

Peelings químicos

Los *peelings* químicos son un procedimiento médico o clínico que consiste en la aplicación de una solución química en la piel para crear una exfoliación y descamación acelerada. Con frecuencia, la nueva piel es más tersa y está menos pigmentada que la piel que se desprende. Los *peelings* químicos pueden utilizarse para tratar los signos del envejecimiento, como las líneas y la pigmentación, además de trastornos cutáneos, como el acné.

Habitualmente, los *peelings* químicos se dividen en tres tipos principales: superficiales, medios y profundos. Los superficiales son los más suaves y afectan solo a la capa superior de la piel (epidermis). Los *peelings* de profundidad media actúan sobre las capas superior y media; los profundos, penetran aún más.

El proceso empieza con la limpieza de la piel. A continuación, se aplica la solución química en la cara o la zona que vaya a tratarse, y habitualmente se deja actuar de cinco a diez minutos. Es posible que durante este tiempo se note una sensación de ardor o escozor. Con los *peelings* superficiales, se produce un leve enrojecimiento y la piel puede estar tensa durante unas horas después del procedimiento. Habrá una leve descamación durante unos días. Los *peelings* medios y profundos requieren un mayor tiempo de recuperación y pueden traducirse en enrojecimiento, hinchazón y descamación de la piel de siete a catorce días.

Después de un *peeling,* la piel es más vulnerable a la luz solar y hay que protegerla con un FPS alto (30 como mínimo) durante por lo menos cuatro semanas. Los *peelings* pueden repetirse a intervalos regulares y son sumamente eficaces para tratar los cambios en el tono y la textura de la piel.

a) *Peelings* químicos superficiales

Generalmente, son los más seguros y suelen utilizarse en todos los tipos de piel, incluida la piel oscura. Con frecuencia, es necesaria una serie de *peelings* para obtener una respuesta clínica óptima. Los agentes exfoliantes más habituales incluyen los ácidos alfa hidróxidos (AHA, por sus siglas en inglés), como los ácidos glicólico, láctico, mandélico, pirúvico y cítrico. Estos agentes también pueden desempeñar un papel importante en el cuidado antienvejecimiento de la piel, pero los porcentajes presentes en los productos de venta libre que se utilizan en casa suelen ser considerablemente menores que los que contienen los *peelings* clínicos, de manera que los resultados nunca serán iguales.

Otro agente que se utiliza para los *peelings* superficiales es el ácido salicílico, que es un ácido beta hidróxido. Es especialmente bueno para el acné, pero debería evitarse durante el embarazo. La tretinoína, el ácido tricloroacético (al 10-25 %) y la solución de Jessner (resorcinol al 14 %, ácido láctico al 14 % y ácido salicílico al 14 %) son otros agentes que se utilizan con frecuencia para los *peelings* superficiales.

b) *Peelings* químicos medios y profundos

Tradicionalmente, para este tipo de *peelings* se utiliza el ácido tricloroacético en porcentajes altos o un agente conocido como fenol. Los *peelings* profundos pueden utilizarse para distintos problemas de envejecimiento, pero implican un mayor tiempo de recuperación.

Con todos los *peelings* químicos existe el riesgo de reactivación del herpes labial, cambios en la pigmentación y, rara vez, formación de cicatrices (a menudo en la parte inferior de la cara). Es de vital importancia escoger el *peeling* adecuado en función del problema y del tipo de piel.

Tratamientos con luz y láser

Los sistemas de luz y láser son sumamente eficaces para el rejuvenecimiento de la piel, ya que tratan la pigmentación, el enrojecimiento, las líneas y las arrugas; esencialmente, regeneran la superficie de la piel.

Aunque muchos centros ofrecen tratamientos con láser, la formación de los profesionales puede variar y siempre es mejor acudir a un médico experimentado o a un dermatólogo especializado en láser. La ventaja de acudir a un dermatólogo es la experiencia; el dermatólogo está plenamente cualificado para diagnosticar y tratar todas las enfermedades cutáneas. Por ejemplo, cuando vayamos a tratarnos las pecas, es crucial que el profesional al que acudamos posea la formación necesaria para detectar si la lesión cutánea que va a eliminar es realmente una peca, no un cáncer de piel incipiente, conocido como lentigo maligno. He sido testigo de primera mano, en la consulta, de los resultados de los errores que se cometen. Averigua si la clínica y el profesional que van a tratarte son de confianza.

a) Luz

La luz pulsada intensa (LPI) utiliza pulsos de luz de alta intensidad para tratar los vasos sanguíneos y el pigmento de la piel. Este tratamiento mejora la apariencia de las pecas, el enrojecimiento, las manchas de envejecimiento, y las líneas y arrugas faciales. Se utiliza frecuentemente en la cara, el cuello y el escote.

El tratamiento dura entre veinte y treinta minutos, y es necesario un ciclo de cuatro a seis sesiones a intervalos de aproximadamente un mes. Tanto el profesional como la persona tratada deben utilizar protección ocular. El tratamiento no es doloroso, pero da la sensación de una goma elástica caliente que impacta de forma intermitente contra la superficie de la piel. Tras el tratamiento, la piel se pone roja y puede estar sensible. Puede aparecer hinchazón o moretones leves y hay que ir con cuidado con el sol durante las siguientes cuatro semanas. Este tratamiento no es apropiado para pieles oscuras.

b) Dispositivos led

Los leds y los tratamientos faciales que los incorporan (habitualmente luz roja o azul) han adquirido popularidad en los últimos años. Se trata de métodos no invasivos y relativamente seguros con efectos secundarios mínimos. Los datos demuestran que pueden desempeñar un papel destacado en la estimulación de la producción de colágeno, que mejora la textura de la piel y actúa como antiinflamatorio (por ejemplo, en los casos de acné).

c) Láser

Los tratamientos con láser son uno de los métodos más eficaces para revertir los cambios en la textura de la piel y la pigmentación asociados al envejecimiento. Los tratamientos han evolucionado mucho en las últimas décadas y los rápidos avances tecnológicos han llevado a un aumento de las opciones disponibles actualmente.

En los años ochenta y noventa, el uso del láser de dióxido de carbono para la regeneración de la superficie de la piel era extremadamente popular. Este tipo de láser literalmente volatilizaba o vaporizaba el tejido, lo que permitía que creciera piel nueva y sana. Estaba asociado a un tiempo de recuperación considerable y a una notable hinchazón, enrojecimiento y formación de escaras. Estos efectos podían durar de dos a cuatro semanas, pero finalmente el procedimiento producía unos resultados estéticos óptimos.

Con la evolución de la tecnología, el uso de los láseres «no ablativos» ganó aceptación. Los láseres no ablativos dejan intacta la capa superior de la piel, la epidermis, pero dañan la dermis, la capa inferior. Requieren un tiempo de recuperación muy corto, si bien son menos eficaces que los láseres «ablativos» tradicionales (por ejemplo, el láser KTP 532 o el láser Nd: YAG de 1.320 nm).

A principios de la década del 2000, llegaron los láseres fraccionados y cambiaron la manera en que se utilizaba el láser en el ámbito del cuidado de la piel. Este tipo de láseres actúa sobre la epidermis y la dermis a través de un haz dividido en numerosas columnas pequeñas y profundas. Estas se conocen como *zonas de tratamiento microtérmico* (ZTM). En las ZTM se produce nuevo colágeno, mientras que las zonas no tratadas que quedan en medio aceleran la cicatrización. Esto se traduce en un proceso de recuperación más rápido que si se hubiera calentado todo el tejido. Los láseres fraccionados pueden ser ablativos o no ablativos. La recuperación puede tardar unos días.

El láser es un campo complejo y hay que tener cuidado con su uso, especialmente en las pieles oscuras, ya que hay riesgo de provocar problemas de pigmentación. Es uno de los métodos más eficaces para tratar las líneas y arrugas faciales, el daño solar, la pigmentación y las cicatrices del acné. En comparación con los otros métodos que se han expuesto en este capítulo, también puede ser el más caro. Debería realizarse una consulta adecuada con un dermatólogo especializado en el uso del láser o con un especialista en láser antes de someterse a cualquier tratamiento. A menudo, es necesario realizar una prueba en una pequeña zona del cuerpo antes del tratamiento.

OTRAS TÉCNICAS DE REJUVENECIMIENTO DE LA PIEL

Dispositivos de radiofrecuencia

Son dispositivos no invasivos que administran energía de radiofrecuencia a la piel; algunos ejemplos son Thermage, Pelleve y Accent. Generan calor en las capas más profundas de la piel, lo que provoca la destrucción y posterior formación de nuevo colágeno, dejando la piel tensa. El procedimiento se utiliza comúnmente para tratar los carrillos, la línea de la mandíbula, el cuello y las arrugas del contorno de los ojos. Puede ser útil para las personas de treinta a cincuenta años de edad que tienen flacidez cutánea y puede utilizarse de forma segura en cualquier tipo de piel. No corregirá los cambios en la textura o la pigmentación, ya que básicamente es un procedimiento para tensar la piel. Tras el tratamiento puede aparecer un ligero enrojecimiento, que suele remitir al cabo de una hora. Las actividades normales pueden reanudarse casi de inmediato.

Ultrasonidos focalizados de alta intensidad (HIFU)

El tensado y estiramiento de la piel se introdujo por primera vez en el mercado con la llegada de un dispositivo denominado Ulthera. El procedimiento implica la administración mediante una pieza de mano de energía ultrasónica concentrada en las capas más profundas de la piel, lo que estimula la producción de colágeno. El tratamiento es beneficioso para las personas de treinta a cincuenta años de edad y las que no desean someterse a una intervención quirúrgica. Se emplea comúnmente para tratar la flacidez de la cara y del cuello y para tensar la línea de la mandíbula. El procedimiento es incómodo y con frecuencia se administran analgésicos antes de llevarlo a cabo. Los resultados son eficaces y duran como mínimo un año, pero puede que el beneficio completo no se perciba hasta tres meses o más después del tratamiento. Tras su aplicación, aparece un ligero enrojecimiento que remite rápidamente, y las actividades normales pueden reanudarse de inmediato. Este procedimiento debe llevarlo a cabo un profesional médico.

Micropunción

La micropunción es un tratamiento que ofrecen distintos profesionales, entre ellos los cosmetólogos, los esteticistas, las enfermeras y los médicos. Es mínimamente invasivo y a veces se conoce como *terapia de inducción de colágeno*. Se utiliza con mucha frecuencia para el rejuvenecimiento facial y las cicatrices leves del acné, y tiene un uso muy limitado en las estrías. Se anestesia la piel con una crema tópica unos treinta minutos antes del tratamiento. A continuación, mediante un dispositivo con agujas finas se provocan múltiples microlesiones en la piel. Estas lesiones controladas hacen que el cuerpo produzca nuevo colágeno. El procedimiento se tolera bien, pero a menudo son necesarias múltiples sesiones. No es tan eficaz como los tratamientos con láser.

Terapia con plasma rico en plaquetas (PRP)

La terapia con plasma rico en plaquetas (PRP) ha recibido mucha atención mediática gracias a la publicidad de su club de fans famosas. No obstante, ya se utilizaba desde hacía algún tiempo en el campo de la medicina, especialmente en la ortopedia y la medicina del deporte, antes de adquirir popularidad para fines estéticos.

La sangre contiene distintos tipos de células, entre ellas, las plaquetas. Las plaquetas están implicadas en la coagulación de la sangre, pero también contienen una serie de factores de crecimiento y sustancias químicas llamadas *citocinas,* que pueden estimular la cicatrización (por ejemplo, factor de crecimiento epidérmico, factor de crecimiento derivado de las plaquetas, factor de crecimiento transformador beta, etcétera). En la terapia de PRP, se extrae sangre de una persona y se procesa para que tenga un alto contenido en plaquetas. A continuación, estas se activan y se vuelven a inyectar en la piel con la intención de mejorar las arrugas y los daños provocados por el sol.

Todavía carecemos de datos científicos sobre el PRP, pero ciertamente parece que es prometedor para el rejuvenecimiento facial, la cicatrización y la caída del cabello. También puede combinarse con otros tratamientos, como la micropunción y el láser.

Está claro que una estrategia integral contra el envejecimiento exige conocimientos y habilidades para poder administrar varias técnicas y combinar distintas formas de tratamiento. Yo siempre recomendaría elegir a un médico que tenga una gran variedad de habilidades. Es muy fácil que una clínica te venda un tratamiento específico como el mejor simplemente porque quizá es el único que ofrece (por ejemplo, la micropunción para las cicatrices porque la clínica no dispone de láser). Para obtener unos resultados óptimos, es necesaria una evaluación minuciosa de las necesidades del o de la paciente a fin de que pueda escoger la opción que mejor se adapte a su tiempo y su presupuesto.

Este es exactamente el proceso mental que sigo cuando tengo que elegir al profesional que va a administrarme tratamientos antienvejecimiento. No me da vergüenza decir que me he hecho tratamientos con bótox, rellenos, Ulthera, *peelings* químicos y láser en diferentes momentos de mi vida. Algunos han sido para satisfacer mi curiosidad (como el de bótox), mientras que otros fueron para corregir problemas específicos de la piel (el láser para las cicatrices del acné). A lo largo de los años, me he hecho varios de estos tratamientos y no tengo ninguna duda de que, con la edad, me haré más; es una decisión que he tomado yo y con la que me siento cómoda. La ventaja añadida es que ahora sé qué se siente cuando te sometes a estos tratamientos, ¡no solo cuando los administras!

CAPÍTULO 8

LUNARES Y CÁNCER DE PIEL

A los dermatólogos nos gusta hablar del cáncer de piel. Mucho. Es un campo de la salud que no queremos ignorar ni pasar por alto.

Los índices de cáncer de piel han aumentado considerablemente desde los años setenta. ¿A qué se debe? Desde entonces se ha producido un aumento de la accesibilidad a los viajes al extranjero y las vacaciones baratas al sol. Cada vez hay más gente que quiere ponerse morena y el uso de las camas de bronceado se ha extendido. Si sumamos esto a la disminución de la capa de ozono en algunos lugares del mundo, entenderemos cómo ha surgido el problema. La limitación de la exposición a la luz ultravioleta es el factor evitable más importante en el cáncer de piel. Algo que da que pensar.

Existen tres tipos principales de cáncer de piel: melanoma, carcinoma basocelular y carcinoma espinocelular.

MELANOMA

Se origina en las células productoras de pigmento de la piel, conocidas como melanocitos. El melanoma puede aparecer como un lunar nuevo en la piel (en la mayoría de los casos) o en un lunar preexistente.

¿Cuáles son los factores de riesgo?

La luz ultravioleta del sol o de las camas de bronceado artificial es la principal culpable. Otros factores de riesgo son tener una piel clara, haber padecido múltiples quemaduras solares, contar con antecedentes familiares de melanoma en parientes cercanos, padecer enfermedades que debilitan el sistema inmunitario y la presencia de muchos lunares.

¿Es peligroso el melanoma?

El motivo por el que nos preocupa el melanoma es por su capacidad para diseminarse a otros órganos o *metastatizar*. El melanoma puede diseminarse al hígado, los pulmones, los huesos y el cerebro, donde puede ser potencialmente mortal. La buena noticia es que la mayoría de los melanomas se detectan en una fase temprana, mucho antes de que suceda esto.

¿Cómo puedo reducir el riesgo de melanoma?

La mejor manera de detectar a tiempo un melanoma es conocer los signos del melanoma y saber cuándo hay que buscar atención médica. No me cansaré de repetir lo importante que es. Muchas personas que tienen un seguro de salud privado acuden al dermatólogo anualmente para someterse a una revisión de los lunares como parte de su programa de salud preventiva.

Para reducir los índices de melanoma es fundamental que nos informemos bien e informemos a nuestros seres queridos. La piel es un órgano visible y, en teoría, cualquier alteración en su superficie debería ser más fácil de detectar que una enfermedad en algún otro órgano, que exigiría una exploración interna.

¿Qué debo buscar al explorar mi piel o la de otra persona?

La mayoría de las veces se utiliza el acrónimo ABCDE como estrategia para evaluar los lunares. Si un lunar presenta alguna de las siguientes características, está justificada una revisión a manos de un dermatólogo:

- Asimetría. Una mitad del lunar es diferente de la otra.
- Borde. El borde del lunar es irregular, festoneado o está mal definido.
- Color. El lunar tiene un color desigual o varios colores.
- Diámetro. El lunar mide más de seis milímetros.
- Evolución. El lunar ha cambiado de tamaño, forma o color.

Otros signos que hay que vigilar incluyen cualquier lunar nuevo o un lunar con un aspecto muy diferente al de los demás (lo que se conoce como el *signo del patito feo*). El lugar más frecuente de aparición de un melanoma en el hombre es la espalda y en la mujer, las piernas.

No todos los lunares que experimentan un cambio indican un cáncer de piel y, de hecho, la mayoría de los lunares son inofensivos. Puede ser normal que el número y el aspecto de los lunares cambien; algunos también pueden desaparecer con el tiempo. Las alteraciones hormonales durante la pubertad y el embarazo suelen provocar un aumento del número de lunares y el oscurecimiento de estos.

¿Cómo debo explorar mi piel para detectar los lunares?

La mayoría de los dermatólogos recomiendan realizar una autoexploración de la piel mensualmente. El momento ideal para hacerlo es después de bañarse o ducharse, en una habitación bien iluminada con la ayuda de un espejo de cuerpo entero. Elige un sistema (por ejemplo, de la cabeza a los pies) y examina primero la parte frontal del cuerpo y luego la posterior, para asegurarte de que no pasas por alto ninguna zona. Puede ser útil pedir a una persona de confianza que te examine la espalda y otras zonas de difícil acceso. Procura no olvidar partes como las nalgas, los genitales, las palmas de las manos y las plantas de los pies. Algunas personas consideran que hacer fotos una vez al año es un buen método para tener un registro de su piel. Las primeras exploraciones serán simplemente un ejercicio para saber dónde están tus lunares y tus imperfecciones, y cuál es el aspecto normal de tu piel. Con el tiempo, la exploración resulta más fácil, aunque puede suponer un desafío para las personas que tienen muchos lunares.

¿Qué debería hacer si hay un lunar que me preocupa?

Si te preocupa un lunar que ha experimentado un cambio, es importante que busques atención médica. Deberías acudir a tu médico de cabecera, que te tranquilizará o te derivará a un dermatólogo, ya sea de la Seguridad Social, o privado, si tienes seguro médico. Otra posibilidad es acudir directamente a un dermatólogo privado. Así pues, existen varias maneras de buscar ayuda, según la urgencia y el presupuesto.

¿Qué pasará durante mi consulta al dermatólogo?

Normalmente, el dermatólogo te hará una exploración completa de la piel con la ayuda de un dermatoscopio. Básicamente, es una lupa con luz incorporada, que permite percibir los detalles de los lunares con mucha más claridad para realizar una evaluación. Si hay alguno sospechoso, se extirpa con anestesia local y se envía al laboratorio para analizarlo y comprobar si es canceroso. La extirpación de un lunar es un procedimiento rápido que dura de veinte a treinta minutos y que normalmente requiere puntos de sutura para cerrar la herida.

Si los resultados del laboratorio revelan que el lunar es canceroso, ¿cuál es el siguiente paso?

La mayoría de las personas a las que se les extirpa un melanoma no tendrán más problemas. No obstante, esto depende de que el melanoma se extirpe en una fase temprana. En resumidas cuentas, cuanto antes se detecta el melanoma, mayor es la tasa de supervivencia.

He visto que existen clínicas de lunares. ¿Son una buena opción?

Yo recomendaría precaución al considerar acudir a una clínica de lunares no certificada. A menudo, veo a pacientes que han pasado antes por este tipo de centros privados y han descubierto que muchos de ellos no cuentan con un dermatólogo y sencillamente utilizan una máquina computarizada para decidir si un lunar es sospechoso o no, lo cual es alarmante. Si la máquina indica que el lunar es problemático, entonces se aconseja a la persona que acuda a la consulta de un dermatólogo cualificado.

Desde mi punto de vista, esto comporta algunos problemas y he sido testigo de primera mano de todos ellos:

- Actualmente, la tecnología no está lo suficientemente perfeccionada como para fabricar una máquina que sea más fiable que un dermatólogo.
- La máquina no puede analizar el cuerpo en su conjunto y contextualizar lo que ve. Por ejemplo, mis lunares pueden parecer un poco raros, pero todos son «igual de raros»; por lo tanto, puede que eso simplemente sea lo normal en mí. La máquina no sabe utilizar este contexto humano.
- Hay muchas situaciones en que el mapa elaborado por una máquina puede indicar que tenemos un lunar «anómalo» y luego resulta que la clínica no cuenta con ningún dermatólogo para examinarlo y extirparlo. Esto provoca mucha angustia mientras buscamos otra clínica que sí lo tenga. Se han dado varios casos en los que un lunar supuestamente «anómalo» era inofensivo, pero la preocupación que creó se tradujo en su extirpación, un procedimiento y una cicatriz innecesarios. Mi consejo es acudir siempre al dermatólogo para que revise el lunar si existe alguna preocupación y saltarse estos pasos intermedios.
- Todavía peor, en algunas de estas clínicas un médico sin formación adecuada en dermatología extirpa el lunar simplemente porque la máquina le ha indicado que es peligroso, a pesar de

que la inspección de un dermatólogo habría determinado que no había motivo para preocuparse, y menos aún para realizar una intervención quirúrgica. Mi experiencia personal me ha demostrado que esto sucede con una frecuencia sorprendente.

CÁNCER DE PIEL NO MELANOMA

Existen dos tipos principales de cáncer de piel no melanoma: el carcinoma basocelular y el carcinoma espinocelular. La luz ultravioleta, habitualmente del sol, es una vez más la causa más frecuente. Estos tipos de cáncer suelen tener el aspecto de placas escamosas o bultos rosados en la piel que no cicatrizan. Pueden desarrollar costras y sangrar, y de vez en cuando son dolorosos a la palpación.

El cáncer de piel no melanoma puede darse en cualquier parte del cuerpo, pero suele observarse en las zonas expuestas al sol, como la cara, el cuello, los antebrazos y las manos. En los hombres, puede aparecer en el cuero cabelludo, especialmente si hay poco pelo para proporcionar protección. Es consecuencia del daño crónico causado por el sol a lo largo de los años y suele afectar a las personas a partir de los cincuenta. Sin embargo, puede observarse también en personas más jóvenes, especialmente si han estado muy expuestas al sol. Estos tipos de cáncer tienen una probabilidad mucho menor de diseminarse en comparación con el melanoma y su tratamiento suele ser curativo, a menudo con cirugía.

Si observas una placa de piel que no cicatriza y no desaparece al cabo de unas semanas, merece la pena que acudas al médico de cabecera para someterte a una evaluación a fin de descartar estos tipos de cáncer. Si es sospechosa, el médico de cabecera te derivará a un dermatólogo.

Prevenir

La protección contra el sol es el método más eficaz para reducir el riesgo de cáncer de piel. Esto es especialmente importante si tienes factores de riesgo, como piel clara, antecedentes familiares o muchos lunares.

Taparse

Esta es la primera opción para protegerse del sol. Es algo que debes considerar en un día caluroso y soleado, cuando vayas de vacaciones al trópico o incluso cuando practiques deporte al aire libre. La ropa, los sombreros y las gafas son importantes.

Resguardarse

Lo ideal es intentar mantenerse alejado del sol durante las horas de máxima luz diurna, cuando es más probable que provoque quemaduras. Suele ser entre las once de la mañana y las tres de la tarde. Intenta ponerse a la sombra durante estas horas.

Utilizar protector solar

Busca un protector solar de amplio espectro contra los rayos UVA y UVB del sol. Debería tener un FPS 15-30 como mínimo. Los protectores solares pueden ser de dos clases: minerales y químicos. Los químicos deben aplicarse al menos veinte minutos antes de salir al aire libre; los minerales contienen zinc y titanio, y actúan en cuanto se aplican. Hay que volver a aplicar el protector solar cada noventa minutos para obtener el factor de protección que indica el envase, y la mayoría somos culpables de no hacerlo con la frecuencia con la que deberíamos. Recuerda también volver a aplicarte protector después de nadar y sudar. Lo mejor es evitar las formulaciones de una sola aplicación al día, ya que es muy probable que no sean tan eficaces.

La mayoría tampoco utilizamos la cantidad correcta de protector solar para que sea eficaz. Hay que aplicarlo en todas las zonas que no quedan cubiertas por la ropa. Una cantidad más o menos equivalente a un vaso de chupito lleno (unos treinta y cinco mililitros) debería ser suficiente para un adulto de tamaño medio. Una regla general es emplear aproximadamente una cucharadita para cada zona del cuerpo: una para la cara, cabeza y cuello; una para cada brazo; una para cada pierna; una para el pecho y el abdomen; y una para la espalda y la nuca. No te olvides de las orejas y los empeines, pues, son zonas que a menudo se pasan por alto.

Muchas personas no utilizan protector solar los días nublados y, de hecho, estos son los días en que a menudo vemos las peores quemaduras debido a la falsa sensación de que no hace sol. La verdad es que también necesitamos protector solar los días nublados.

A menudo me preguntan si es necesario utilizar protector solar cada día, incluso en los meses de invierno. Dado que muchos casos de cáncer de piel aparecen debido a la exposición acumulada a la radiación ultravioleta, merece la pena adquirir el hábito de utilizar protector solar diariamente en las zonas del cuerpo más expuestas. Además, su aplicación también tendrá beneficios para la piel desde una perspectiva antienvejecimiento.

Hay que tener especial cuidado con los niños pequeños cuando están al sol. Las quemaduras que provocan ampollas en la infancia pueden duplicar el riesgo de padecer melanoma más adelante. La piel joven es especialmente vulnerable a los efectos de la radiación ultravioleta. Los bebés menores de seis meses de vida tienen poca melanina y su piel es demasiado sensible para el uso de protector solar. Por lo tanto, es importante que a los bebés de corta edad no les dé el sol directamente. A partir de los seis meses de vida, puede aplicarse protector solar de forma segura.

QUEMADURAS SOLARES

A pesar de nuestras mejores intenciones, todavía es posible que el sol nos pille desprevenidos y nos quememos. Las quemaduras solares provocan daño directo en el ADN, lo que se traduce en inflamación y muerte de las células cutáneas. La piel puede ponerse roja y caliente, con dolor a la palpación, hinchazón y ampollas. Esto normalmente sucede de dos a seis horas después de la exposición al sol y alcanza el nivel máximo al cabo de doce a veinticuatro horas. Está claro que no es una situación ideal, pero si ocurriera, es importante saber cómo manejarla.

1. Aléjate del sol

Parece un consejo muy obvio, pero ¡es lo más importante que tienes que hacer! Cúbrete todas las zonas afectadas y permanece alejado del sol hasta que las quemaduras cicatricen. Utiliza ropa de algodón holgada que permita respirar a la piel.

2. Toma analgésicos (para el control del dolor)

Toma analgésicos antiinflamatorios de venta libre (como el ibuprofeno). No solo reducen el dolor, sino que también ayudan a aliviar la inflamación. Se pueden tomar durante cuarenta y ocho horas en ausencia de alergias.

3. Enfría la piel

Date un baño en lugar de una ducha a alta presión, que podría dañar la piel afectada, especialmente si tiene ampollas. Mantén la temperatura del agua menos que tibia. La aplicación de compresas frías en la piel (por ejemplo, una toalla empapada en agua fría) podría proporcionar alivio.

4. Hidrátate

Después de bañarte o ducharte, utiliza una crema o loción sin perfume para calmar la piel. Es necesario repetir la aplicación para reducir la aparición de descamación y puede que tengas que hacerlo durante varias semanas. Los geles o las lociones que contienen aloe vera o soja pueden ser beneficiosos para calmar la piel. El aloe vera no solo refresca, sino que también actúa como antiinflamatorio. Si es posible, evita el uso de cremas o lociones que contengan vaselina, benzocaína o lidocaína. Pueden retener el calor o provocar irritación local en la piel.

5. Bebe agua

Mantente hidratado, ya que las quemaduras solares pueden favorecer la pérdida de líquidos a través de la piel. Lo ideal sería evitar el consumo de alcohol, dado que es diurético y puede llevar a una mayor pérdida de líquidos y deshidratación cuando menos lo necesitas.

6. Utiliza un corticosteroide tópico suave

El uso de un corticosteroide relativamente débil como la hidrocortisona al 0,5 o 1 % de venta sin receta durante cuarenta y ocho horas puede reducir la inflamación y el picor asociados a las quemaduras solares. Evita su uso en niños pequeños sin asesoramiento médico.

7. No te toques las ampollas

Reventarse las ampollas puede producir infección y cicatrices —¡déjalas en paz!—. Después de bañarte o ducharte, sécate la piel con suaves palmaditas en lugar de frotándote enérgicamente con la toalla; si no, las ampollas frágiles podrían reventarse.

LA SAGA DE LA VITAMINA D

Estoy segura de que muchos de los que están leyendo mis consejos acerca de la protección contra el sol están pensando en cómo se supone que van a obtener la vitamina D que necesitan si siguen estas instrucciones.

La historia de la vitamina D es sumamente complicada, y se ha vuelto caótica y confusa por culpa de los medios y de la profesión médica, lo que se ha traducido en muchos consejos contradictorios. La evidencia científica demuestra que la protección rigurosa contra el sol puede llevar a una carencia de vitamina D, pero la gente como yo todavía advertimos de que los peligros de la exposición al sol superan a los beneficios.

La vitamina D es una vitamina liposoluble imprescindible para el mantenimiento de la salud de los huesos. También proporciona protección contra algunos tipos de cáncer, enfermedades del corazón, la esclerosis múltiple y la diabetes, además de tener efectos positivos sobre el estado de ánimo y el bienestar.

La exposición al sol sin protección es la principal fuente de producción de vitamina D. La luz solar, en concreto la radiación UVB, es necesaria para la síntesis de vitamina D en la piel. La cantidad de radiación UVB disponible varía considerablemente en función de la hora del día, la estación del año y la latitud geográfica. La producción de vitamina D también varía de una persona a otra y las pieles pigmentadas necesitan un periodo más prolongado de exposición para producir la misma cantidad de esta vitamina.

La mayoría de los dermatólogos están de acuerdo en que el tiempo necesario para producir vitamina D en la piel es relativamente corto, y menor que el tiempo necesario para que la piel enrojezca y se queme. Un dato que todavía es más interesante y no tan conocido es que la exposición continuada al sol NO se traduce en la producción continuada de vitamina D. Tras una exposición prolongada a los rayos UVB, la vitamina D se convierte en sustancias inactivas. Por lo tanto, no tiene mucho sentido que tomes el sol durante largos periodos de tiempo para llenar sus reservas de vitamina D.

Animo a las personas a que identifiquen su tipo de piel para tener una idea aproximada de cuánto tiempo pueden pasar al aire libre sin quemarse. Está claro que este tiempo será más corto para las personas de piel pálida que para aquellas de piel oscura.

Merece la pena mejorar los niveles de vitamina D mediante la ingesta de fuentes dietéticas, especialmente en invierno. Son alimentos ricos en vitamina D el pescado graso (por ejemplo, la caballa, el salmón y las sardinas), la margarina enriquecida, los cereales y las yemas de huevo. En su defecto, considera tomar un suplemento oral durante esta época del año. La dosis diaria de vitamina D debe ser de ochocientas unidades internacionales.

Basándose en los datos actuales, la conclusión es que existen maneras más seguras de obtener suficiente vitamina D, que no implican la exposición prolongada al sol. Probablemente, el aporte complementario excesivo o tomar más cantidad de la necesaria no tiene ningún beneficio, ya que los niveles altos de vitamina D también se han asociado con problemas de salud.

CAPÍTULO 9

BUSCAR UN DERMATÓLOGO

Puede resultar sorprendente, pero no existe una distinción clara en torno a los términos *dermatólogo, médico de la piel* y *especialista de la piel.* Es increíble la cantidad de veces que he visto citas de expertos en revistas ilustradas o periódicos serios realizadas por personas calificadas de dermatólogos sin que aparezca la titulación que lo avale. Desafortunadamente, el *marketing* y el bombo publicitario no se limitan a los productos de belleza, sino que también afectan a tu médico.

En el Reino Unido, los dermatólogos se pasan varios años como médicos residentes haciendo exámenes después de licenciarse en la Facultad de Medicina. Durante este periodo, adquieren experiencia en otras disciplinas —yo estuve como médico residente en Cardiff trabajando en cardiología, medicina renal, medicina de urgencias e ictus—. Después de esto, presentan solicitudes para formarse como especialistas. Hay mucha competencia para acceder a la especialidad de dermatología y muchos se llevan una desilusión. Después de seguir un estricto plan de estudios de dermatología y de hacer todavía más exámenes durante varios años, uno termina la formación en la especialidad y se convierte en médico especialista en dermatología. No nos andemos con rodeos: el camino para llegar a la meta es largo y arduo.

Lo que no deja de sorprenderme es la osadía que tienen los que no han realizado esta formación de utilizar el calificativo de *dermatólogo*. Yo nunca diría que soy experta en corazón a pesar de haber trabajado ocho meses como médico residente en cardiología. Me atrevería a decir que eso es engañoso y fraudulento. Lo utilizan para hacernos creer deliberadamente que acudimos a un verdadero experto. Es un tema polémico que levanta ampollas, especialmente en el sector más bien corrupto de la estética —en el pasado, cuando he señalado esto, me han acusado de elitismo—. Pero me permito discrepar: es cuestión de honestidad y transparencia. El público en general tiene derecho a saber quién va a tratarlo y cuál es su nivel de experiencia.

¿Y por qué tiene importancia? Lo explicaré con un ejemplo. Hace unos meses, vino a verme una paciente de veintitantos años. Había acudido a una clínica de belleza para que le extirparan un lunar que no le gustaba. El profesional que la atendió, que carecía de la formación y de los medios necesarios para detectar los signos de peligro, quiso complacerla e intentó extirpar el lunar quemándolo con láser. Desafortunadamente, tras el procedimiento la lesión siguió sangrando y la paciente vino a mi consulta para una revisión al cabo de unos meses. Era un melanoma, el tipo más peligroso de cáncer de piel. A mi entender, este tipo de situaciones no debería darse nunca.

El acné ofrece otros buenos ejemplos de tratamientos erróneos para la piel. Hay muchos métodos para tratarlo de manera eficaz: cremas, comprimidos, isotretinoína, dispositivos de luz y láser. Cualquier dermatólogo sabe que en cuanto hay cicatrices, algunos tratamientos son mejores que otros. Aun así, ya ni sé cuántas pacientes vienen a verme después de haberse gastado miles de euros en otros lugares en productos para el cuidado de la piel, *peelings* químicos y dispositivos de luz que sencillamente no proporcionan control a largo plazo. Las han hecho desistir de utilizar medicamentos orales debido a sus supuestos efectos secundarios. Y convenientemente, por supuesto, a menudo las personas alarmistas son las que tienen menos experiencia (si es que tienen alguna) para recetar estos medicamentos, fármacos que pueden utilizarse de forma segura cuando se administran siguiendo las indicaciones de un experto.

Hacer un cursillo de un fin de semana no te convierte en especialista. Hay que comprender el papel de la piel en la salud y en la enfermedad. Debe analizarse en el contexto del resto del cuerpo humano y de su interacción con otros órganos. Mi trabajo no es vender tratamientos. La verdadera habilidad de un dermatólogo se basa en una comprensión a fondo de la piel y en la capacidad para mantener una conversación coherente acerca de todas las opciones de tratamiento, no solo del nuevo láser que tuvo buenas críticas en el periódico sensacionalista del día anterior.

Así pues, ¿cómo puedes comprobar las credenciales de tu médico? Si vives en el Reino Unido y tu dermatólogo está afiliado al Servicio Nacional de Salud, debería ser fácil: si tiene el título de «especialista en dermatología» estará plenamente cualificado. En Estados Unidos, asegúrate de que tu dermatólogo tiene la *board-certification* (que equivale al nivel de especialista). En otros lugares del mundo tienen acreditaciones y registros parecidos. En caso de duda, exige un título oficial; no des nada por supuesto.

Esto es mucho más difícil en el sector privado o si decides acudir a un dermatólogo por motivos estéticos. Haz siempre tus averiguaciones primero. No hagas suposiciones acerca de la titulación de un profesional, a pesar de lo que hayas leído en tu revista o periódico favorito. Tienes que saber con quién estás tratando y no debes creerte las tonterías de los sitios web sofisticados y las estrategias de *marketing* inteligente.

GUÍA PARA ELEGIR A UN DERMATÓLOGO

Colegiados del General Medical Council (GMC) del Reino Unido

Si vives en el Reino Unido, consulta el sitio web del GMC: <www.gmc-uk.org>.

Todos los médicos en ejercicio que poseen licencia para ejercer en el Reino Unido estarán en este registro. Solo necesitas el nombre del médico para comprobar si figura o no en él. Un dermatólogo titulado aparecerá «en el registro de especialistas de dermatología»; un médico de cabecera aparecerá «en el registro de médicos de cabecera». Si el experto de la piel que te trata no figura en el registro de especialistas, debes preguntar por qué. Podría ser sencillamente que se haya formado en el extranjero con una titulación equivalente. O podría ser un indicio de que no posee la formación necesaria. Si no preguntas, no lo averiguarás. Esto es lo más importante que tienes que hacer.

Boca a boca

El siguiente paso consiste en hablar con personas amigas, vecinas, familiares y con tu médico de cabecera. Pueden proporcionarte mucha información y es muy probable que te guíen si han tenido sus propias experiencias con un dermatólogo. Las recomendaciones personales tienen mucha fuerza.

Lee las críticas

En la era digital, casi todos los médicos tendrán algún tipo de huella en Google. Hay varios sitios web de críticas independientes, que proporcionan comentarios de pacientes y de otros colegas médicos. Más o menos como TripAdvisor. Si un médico tiene una gran cantidad de críticas y la inmensa mayoría son positivas, merece la pena tenerlo en consideración.

Evalúa su sitio web y las redes sociales

Tienes que asegurarte de que el dermatólogo que elijas se adapta a tu personalidad. Hoy en día, es muy frecuente que los médicos tengan sus propios sitios web y redes sociales de fácil acceso. Si están a disposición del público, echa un vistazo y asegúrate de que ese es el médico al que quieres acudir.

La dermatología está cambiando rápidamente respecto a lo que recuerdo que era en mi juventud. Hice muchas visitas a distintos dermatólogos de pequeña, y entre los diez y los veintinueve años de edad para el eccema y el acné. Me encontré en gran medida con unas figuras patriarcales que podían tratarme desde el punto de vista médico, pero que estaban poco interesadas en el cuidado de mi piel, mi estilo de vida o lo fatal que me sentía. No hay duda de que mi experiencia se ve reflejada en la de muchas otras personas, entre ellas muchísimas de mis pacientes.

La falta de interés en esos otros factores humanos y una escasa normativa en el sector de la estética se han traducido en la proliferación de «seudoespecialistas» dispuestos a abordar estos factores, pero no necesariamente con los mismos conocimientos científicos que un dermatólogo. Afortunadamente, hoy en día está apareciendo una nueva generación de profesionales: dermatólogos de gran valía y sumamente competentes, que también tienen la capacidad de hablar sin reparos de nuestras necesidades de belleza, cuidado de la piel y estilo de vida. Haz averiguaciones y asegúrate de que acabas eligiendo al mejor profesional que tu piel se merece. Hazlo, como dijo una empresa de cosmética francesa muy famosa, «porque tú lo vales».

REFLEXIONES FINALES

Trabajar con la piel me ha dado el privilegio de ser una dermatóloga cualificada con un interés sano y objetivo por la belleza, la cosmética y la estética. Poder analizar los datos científicos de la industria del cuidado de la piel es una gran ventaja a la hora de evaluar los productos con ojo crítico. No olvides que, al fin y al cabo, el mercado está ahí para vender; no para nuestro interés.

Los consumidores necesitan orientación sincera sobre qué podrá ayudarles de verdad a satisfacer sus necesidades específicas del cuidado de la piel. No existe una solución universal, y los consejos de experto son fundamentales para orientarse a través de las recomendaciones de las famosas y los publirreportajes mal disimulados que aparecen en las revistas o los periódicos. Personalmente, me pone furiosa ver la cantidad de mala información que corre por ahí, y todavía me pongo más furiosa cuando proviene de alguien que se hace pasar por experto.

Si recuerdas algún mensaje de este libro, espero que sea este: comprueba las credenciales de tu médico e infórmate bien sobre los ingredientes habituales de los productos para el cuidado de la piel. Estos no tienen por qué ser ni complicados ni caros. Es de esperar que buena parte de lo que has leído en este libro lo demuestre y te proporcione los conocimientos necesarios para conseguir lo que tu piel realmente necesita para resplandecer.

AGRADECIMIENTOS

Mi mayor agradecimiento es para mi refugio —mi marido—, Nick Kyriakides, por su amor inagotable y su apoyo inquebrantable en todas las cosas que hago. Este libro no habría sido posible sin él.

También quisiera hacer una mención especial a mi hermana, Arti, por su positividad hacia todos mis empeños, y a mi amigo y mentor, Nisith Sheth, por todo su apoyo y orientación a lo largo de los años.

Finalmente, gracias a mis editores y a todas las personas de Penguin que han contribuido a dar forma a este libro y a hacerlo realidad.

booket